AF306047

DES RÉSULTATS ÉLOIGNÉS DE LA GASTRECTOMIE

DANS LE CANCER DE L'ESTOMAC

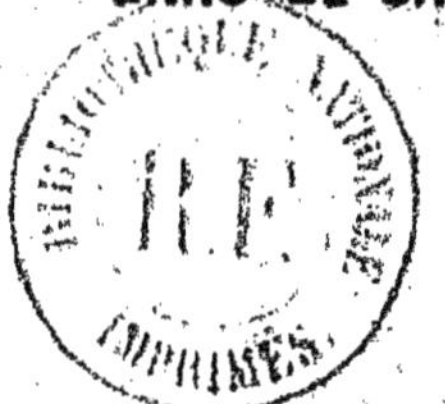

PAR

Le Dr Joseph DEFOSSEZ

DE LA FACULTÉ DE PARIS

———•○•———

PARIS

G. STEINHEIL, ÉDITEUR

2, RUE CASIMIR-DELAVIGNE, 2

1901

DES RÉSULTATS ÉLOIGNÉS DE LA GASTRECTOMIE

DANS LE CANCER DE L'ESTOMAC

DES RÉSULTATS ÉLOIGNÉS DE LA GASTRECTOMIE

DANS LE CANCER DE L'ESTOMAC

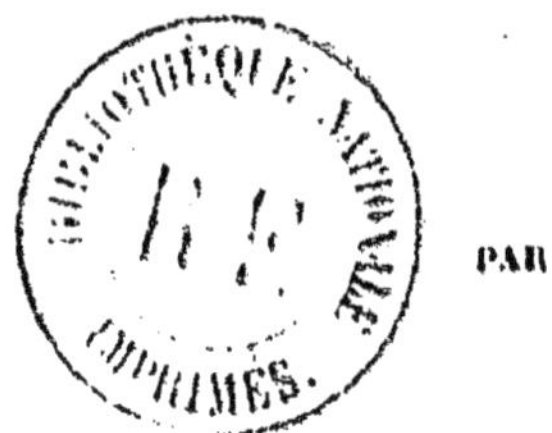

PAR

Le Dr Joseph DEFOSSEZ

DE LA FACULTÉ DE PARIS

———•o•———

PARIS

G. STEINHEIL, ÉDITEUR

2, RUE CASIMIR-DELAVIGNE, 2

1901

A LA MÉMOIRE VÉNÉRÉE DE MA MÈRE
ET DE MON ONCLE

MEIS ET AMICIS

A MES MAÎTRES DE LA FACULTÉ CATHOLIQUE DE LILLE

A M. le Docteur HARTMANN

PROFESSEUR AGRÉGÉ A LA FACULTÉ
SOUS-DIRECTEUR DES TRAVAUX DE MÉDECINE OPÉRATOIRE
CHIRURGIEN DE L'HÔPITAL LARIBOISIÈRE
CHEVALIER DE LA LÉGION D'HONNEUR

A MON PRÉSIDENT DE THÈSE

M. le Professeur DIEULAFOY

MEMBRE DE L'ACADÉMIE DE MÉDECINE
MÉDECIN DE L'HÔTEL-DIEU
COMMANDEUR DE LA LÉGION D'HONNEUR

PRÉFACE

C'est M. le professeur agrégé Hartmann, qui nous a inspiré l'idée de ce modeste travail, ce sont des malades opérés par lui que nous avons suivis et étudiés au point de vue de la survie obtenue dans le cancer de l'estomac après pylorectomie.

Nous sommes heureux de lui exprimer notre profonde reconnaissance pour la bienveillance qu'il nous a témoignée et les précieux conseils qu'il nous a donnés. Nous garderons le meilleur souvenir des heures trop courtes passées dans son nouveau mais déjà si intéressant service de voies urinaires de l'hôpital Lariboisière.

MM. Cunéo, Bensaude, Laboulaye et Soupault ont droit aussi à nos remerciements pour les renseignements qu'ils ont bien voulu nous donner, ce qui nous a permis de rendre nos observations aussi complètes que possible tant au point de vue des résultats éloignés qu'au point de vue des examens anatomo-pathologiques. Il était de toute importance, dans un travail semblable, que les examens anatomo-pathologiques ne puissent être contestés. Or, M. Cunéo s'est acquis par ses travaux déjà nombreux, ses savantes recherches sur les propagations lymphatiques dans le cancer de l'estomac, une compétence toute particulière et indiscutable.

A la veille d'entrer dans la pratique médicale, nous

voulons adresser l'expression de notre vive reconnaissance à tous nos maîtres de la Faculté libre de Lille,
dont les doctes enseignements resteront toujours gravés
dans notre esprit, à nos parents dévoués, qui n'ont rien
négligé pour nous faire arriver au but désiré.

Nous apprécions le grand honneur qu'a bien voulu
nous faire M. le professeur Dieulafoy en acceptant la
présidence de cette thèse.

J. D.

DES RÉSULTATS ÉLOIGNÉS DE LA GASTREC-
TOMIE DANS LE CANCER DE L'ESTOMAC

La chirurgie de l'estomac, et ici nous avons particulièrement en vue la gastro-entérostomie et la gastrectomie,
vieille d'un peu plus de vingt ans, après les expériences
de Merrem au début du siècle, les insuccès opératoires
de Péan et de Rydygier, commence maintenant seulement
à être comprise et appréciée des médecins. D'excellentes
thèses, des ouvrages spéciaux démontrèrent que le cancer
de l'estomac est somme toute « un cancer plus guérissable
que le cancer du sein, que le cancer de la langue parce
que c'est un cancer à évolution lente ».

Sous l'impulsion de ces idées, les opérations se multi-
plient, les statistiques comparatives sont publiées ; mais
ce sont surtout des statistiques post-opératoires, qui
permettent sans doute de juger la valeur de la technique
employée mais ne renseignent pas sur les suites éloignées.

Les suites éloignées de la gastro-entérostomie dans les
sténoses cancéreuses furent étudiées par Mahaut (thèse
de Lyon, novembre 1895), plus tard par MM. Hartmann
et Soupault dans la *Revue de Chirurgie* de mars 1899.

Ce travail restait à faire pour la gastrectomie. Thiers,
en 1897-98 publia sa thèse sur les suites éloignées des
pylorectomies dans les sténoses cancéreuses du pylore,
mais son nombre d'observations était forcément limité,

la gastrectomie n'étant guère encore entrée dans la pratique.

Nous avons eu la bonne fortune de suivre vingt-deux observations de malades gastrectomisés par M. Hartmann souvent avec les mêmes aides, la même technique, toujours avec la même habileté opératoire et toujours dans des cancers examinés la plupart histologiquement par MM. Cunéo, Soupault et Mignot.

C'en était assez pour nous engager à étudier ces observations, et à en tirer des conclusions, enfin et surtout à rechercher les malades qui faisaient le sujet de ces observations et à nous enquérir de leur état actuel.

La question avait intéressé Wölfler, chirurgien allemand, qui, au *Congrès de chirurgie* de 1896, provoqua un référendum auprès de ses collègues allemands et leur demanda leurs survies maxima obtenues après des pylorectomies ; il arriva aux résultats suivants :

« Abstraction faite absolument de tous les malades, qui ont vécu 1 à 2 ans ou sont encore en vie après ce temps, je trouve, dit-il, 14 malades qui ont vécu ou vivent encore 2 à 4 ans après l'opération, 3 malades, qui vivent depuis plus de 4 ans (Czerny, Hahn, Gersuny), 4 malades, qui ont vécu ou vivent encore plus de 5 ans après l'opération (Billroth, Kocher, Maydl, Wölfler), en outre un malade, qui est encore en vie (Czerny) bien qu'opéré il y a plus de 6 ans pour lymphosarcome, et enfin 2 malades (Kocher et Ratimoff), qui vivent depuis plus de 8 ans et sont bien portants ; total : 24 malades qui ont dû à l'opération de voir leur vie prolongée de 2 à 8 ans ; si j'ajoutais les malades dont la survie post-opératoire est de 1 à 2 ans, elle s'accroîtrait immédiatement de 25 nouveaux cas heureux ».

« Le dernier *Congrès allemand de chirurgie* nous a montré que les survies avaient encore augmenté ; Krönlein a 1 malade bien portant depuis 3 ans et 5 mois ; 1 depuis 3 ans et 4 mois 1/2 ; Czerny a de même deux opérés bien portants depuis 7 ans et 3 ans 1/2 ; Löbker rapporte deux guérisons datant de 5 et de 7 ans ; Hahn, 2 de 7 et de 4 ans ; Von Hacker, 1 de 6 ans ; Karg, 1 de 3 ans, 1 de 2 ans 1/2, 1 de 2 ans.

La même année 1888, nous voyons Franck présenter à la *Société império-royale des médecins de Vienne* une femme bien portante opérée depuis 7 ans d'un cancer du pylore. Dans tous ces cas il y avait eu examen anatomo-pathologique des pièces. (In *Chirurgie de l'estomac* de Terrier et Hartmann).

Nous n'avons pas la prétention de juger la question par l'étude de ces 22 cas, mais nous nous permettrons d'insister sur la valeur beaucoup plus grande de ces statistiques intégrales, les statistiques globales portant nécessairement sur un nombre exagéré de bons cas, par suite de l'enthousiasme beaucoup plus grand des chirurgiens à publier leurs cas favorables ; et nous pensons que si les chirurgiens qui font et feront la résection de l'estomac publient leurs statistiques intégrales, de l'étude comparée de ces statistiques on pourra tirer des conclusions beaucoup plus instructives parce qu'elles seront plus vraies. Nous tenons à faire remarquer que nous n'avons que deux statistiques intégrales, celle de Kocher et celle d'Hartmann. Nous avons en outre demandé à quelques chirurgiens, qui ont pratiqué le plus de gastrectomies leurs meilleurs résultats et leurs plus longues survies. Nous aurions voulu publier leurs observations, mais cela aurait par trop étendu le champ de nos recherches. Il faut être médecin pour savoir le peu d'empressement que mettent la plupart des malades à tenir le chirurgien au courant de leur état de santé ultérieur et l'on n'a chance de les revoir que s'il y a récidive.

La première de nos gastrectomies fut pratiquée le 31 août 1897, la dernière le 26 octobre 1900, notre survie maxima ne pourrait donc dépasser 45 mois, près de 4 ans.

• C'est qu'en effet la gastrectomie fut peu pratiquée en France jusqu'en ces dernières années, où elle gagna un peu de terrain.

Les résultats de la gastrectomie doivent être envisagés :

1° Au point de vue du fonctionnement gastrique après la résection de l'estomac ;

2° Au point de vue de la récidive ;

3° Au point de vue comparatif avec les résultats éloignés de la gastro-entérostomie.

1° Au point de vue du fonctionnement gastrique après la résection stomacale.

Sous l'influence d'une alimentation bien comprise, l'état général de nos malades s'améliore, les douleurs cessent complètement, les aigreurs, les vomissements, les éructations également.

La malade de l'observation II devait multiplier ses repas dans les premiers temps qui suivirent l'opération.

Les mouvements fébriles dûs à la stase alimentaire disparaissent, le poids augmente, la quantité d'urine s'accroît et sa teneur en urée redevient normale.

La constipation, résultat de l'insuffisance de l'apport alimentaire, cesse ou diminue notoirement.

L'estomac insufflé fonctionne en tant que réservoir.

Pourtant cette continence s'est trouvée en défaut chez le malade de l'obs. VII et chez le malade de l'observation XIX, qui eut des régurgitations nauséeuses et fécaloïdes les 5 premiers jours qui suivirent l'opération.

Tout ceci céda d'ailleurs à quelques lavages de l'estomac et au décubitus permanent sur le côté droit.

Nous aurions désiré étudier les modifications survenues dans le chimisme gastrique après gastrectomie dans chacune de nos observations. Malheureusement le plus grand nombre de nos malades nous avait échappé et voici les seuls résultats que nous pouvons fournir à ce sujet.

L'examen chimique a été pratiqué avant et après gastrectomie chez quatre de nos malades (observations II, VII, XVI, XVIII). Les deux premiers examens furent pratiqués par le Dr Soupault, le 4e par M. Carrion; nous devons le 3e à l'obligeance de M. Laboulaye, qui voulut bien faire subir un repas d'épreuve à la malade que nous lui adressâmes.

Les examens des observations VII et XVIII furent pratiqués 3 mois et 1 mois après l'opération ; les examens des observations II et XVI furent faits près de 3 ans dans un cas, 17 mois dans l'autre après l'intervention.

Chez la malade de l'observation XVI, qui présentait tous les signes avérés du cancer stomacal (tumeur perceptible, amaigrissement progressif, douleurs, melœna), nous trouvons de l'hyperchlorhydrie (H. = 117, liquide extrait 60' après le repas d'épreuve). Ce qui nous fait dire une fois de plus qu'il n'y a pas de signe pathognomonique du cancer stomacal. Après l'opération, l'hyperchlorhydrie a fait place à l'anachlorhydrie; cela ne nous étonne en rien, vu la résection assez large de l'estomac, qui fut pratiquée. Il en fut de même dans l'observation II où nous trouvons l'apepsie complète avant comme après l'intervention. Mêmes résultats dans les observations XVIII et VII. L'élaboration digestive se fait alors par le suc pancréatique, qui, normalement d'ailleurs supplée par sa trypsine à l'insuffisance du suc gastrique.

Somme toute, nous arrivons aux mêmes conclusions que Thiers, qui pratiqua ses recherches en collaboration avec M. Carrion chez 7 malades opérés par M. Tuffier ; c'est à savoir que « généralement la digestion gastrique n'est pas améliorée ; elle reste ce qu'elle était avant l'opération et l'examen du chimisme stomacal révèle une hypopepsie intense allant souvent jusqu'à l'apepsie : cependant, lorsque le néoplasme extirpé était bien limité, les glandes sont encore actives et l'on peut alors observer une amélioration manifeste dans la digestion gastrique (1) ».

Thiers, dans un cas où l'opération avait été précoce, a observé un relèvement du type chimique, qui s'est rapproché de la normale. L'absorption stomacale paraît se faire normalement. L'estomac peut revenir à ses dimensions normales ; enfin, l'accélération de l'acte digestif et par suite l'évacuation rapide du contenu stomacal sont à noter.

(1) THIERS. *Des résultats fonctionnels éloignés de la pylorectomie dans les sténoses cancéreuses*, Thèse Paris, 1897-98 (conclusions).

Avec Thiers nous voulons faire remarquer que cette rapidité d'évacuation du contenu stomacal ne permet nullement de préjuger du retour du pouvoir moteur de l'estomac, ainsi que le voulaient des auteurs étrangers.

Hayem a démontré, en effet, que le jeu du pylore à l'état normal est réglé par le fonctionnement de l'appareil glandulaire. La voie d'échappement n'est ouverte aux aliments, que quand ils ont subi de la part de l'estomac le maximum d'élaboration dont cet organe est capable; or, par suite de l'hypopepsie ou de l'apepsie, ce travail d'élaboration est faible ou nul.

2° Au point de vue de la récidive.

Peut-on considérer la gastrectomie comme une opération curative rétablissant le transit alimentaire régulier et supprimant du même coup les résorptions cancéreuses ; ou bien à l'égal de la gastro-entérostomie, comme une opération palliative destinée à conduire' les malades à « l'euthanasie » des allemands, mot un peu emphatique pour signifier mort douce ?

« S'il est bien audacieux à cette heure de prononcer le mot de guérison du cancer, si les longues survies sont encore assez rares, il n'en est pas moins vrai que quand on voit des survies de 6 et de 7 ans, on peut bien songer à une cure radicale.

Quoi qu'il en soit, l'opération de la gastrectomie s'impose dès que le diagnostic de cancer est posé et la guérison radicale sera d'autant plus probable que l'opération aura été précoce et faite largement ».

On nous objectera bien la difficulté d'un diagnostic

précoce ; les soi-disant signes pathognomoniques : diminution de l'urée, anachlorhydrie, présence d'acide lactique n'ayant qu'une valeur relative.

Depuis 1890 déjà, Hartmann et Gundelach ont démontré fausse la loi de Rommelaëre sur la diminution de l'urée comme signe spécifique du cancer en général, du cancer de l'estomac en particulier.

Peut-être l'examen du sang pourra-t-il éclairer le diagnostic ; on travaille actuellement dans ce sens, mais on n'est pas encore fixé sur la valeur précise qu'il convient d'attribuer à ces recherches. Il semble cependant, d'après les travaux de MM. Hartmann et Silhol, que dans le cancer de l'estomac on note : 1° une chloro-anémie avec déformation intense des globules rouges ; 2° une leucocytose à type de mononucléose.

Le diagnostic est donc bien souvent difficile à préciser.

En pratique on arrivera cependant à intervenir précocement si l'on pose comme règle avec M. Hartmann, que tout estomac présentant de la stase gastrique constatée avec la sonde après 14 heures de jeûne absolu est justiciable d'une intervention chirurgicale, gastro-entérostomie s'il s'agit d'une sténose fibreuse, pylorectomie s'il s'agit d'un néoplasme.

Du reste, dans un certain nombre de cas douteux, on peut faire la cœliotomie exploratrice au lieu de laisser évoluer les lésions en comptant sur les poudres et les pilules. Encore faut-il ajouter « que la laparotomie ne permet elle-même pas toujours de faire un diagnostic, mais nous croyons que si la laparotomie faite on extirpe toutes les tumeurs opérables, on aura fait de bonne chirurgie » (*Chirurgie de l'estomac*, Terrier et Hartmann).

Nos observations ne nous apprennent rien de bien neuf

au point de vue de la symptomatologie générale du cancer de l'estomac. La douleur est un symptôme très fréquent, les phénomènes douloureux sont assez régulièrement périodiques, apparaissant et devenant plus intenses quelques heures après les repas.

Les vomissements constituent un symptôme aussi fréquent que la douleur, vomissements glaireux, pituiteux, alimentaires avec des aliments des jours précédents à peine modifiés.

Nous avons constaté la rareté des hématémèses.

L'anorexie, la constipation, la diminution de l'urine manquent rarement. La diminution de l'acide chlohydrique, la présence de l'acide lactique, l'agitation péristaltique sur laquelle Kussmaul avait le premier attiré l'attention, la dilatation stomacale sont très souvent notées.

Nous ferons remarquer en outre que la survie a chance d'être plus longue, si l'opération a été précoce et étendue.

Au point de vue de l'extension des lésions, Cunéo a précisé de quel côté l'ablation devait être la plus large.

Examinant les pièces enlevées par MM. Hartmann, Poirier, P. Delbet, Terrier, il a constaté que l'exérèse était souvent incomplète du côté de la petite courbure.

« La généralisation du néoplasme de l'estomac, fût-il très limité, se fait surtout par la petite courbure ; il y a là, non seulement, une traînée de ganglions correspondant au trajet de la coronaire stomachique, mais même des amas lymphoïdes disséminés dans l'épaisseur de cette courbure et envahis avec une fréquence extrême par le cancer.

Cunéo nous a de plus appris que, même dans les cas où au voisinage du pylore cancéreux il n'y a pas de ganglions, on trouve plus loin près de la naissance des branches droites de la coronaire stomachique des ganglions épithéliomateux.

La conclusion s'impose : il faut enlever la petite courbure entière (tunique stomacale, vaisseaux et ganglions), systématiquement quand bien même le cancer serait en apparence très circonscrit et limité à l'orifice pylorique seul » (In *Chirurgie gastro-intestinale*, par M. Hartmann Paris, 1901).

Telle a été la règle de conduite suivie dans les opérations pratiquées par M. Hartmann depuis 18 mois.

En bloc, ses observations nous donnent les résultats suivants :

1° 8 de nos opérés sont encore vivants ; l'un, opéré il y a 3 ans, est actuellement en parfaite santé ; une autre, dont l'opération remonte à 3 ans 1/2, est en pleine récidive depuis plusieurs mois ; une troisième est bien portante 2 ans après l'opération ; chez quatre autres l'opération date de 15, 14, 11 et 8 mois ; enfin, le dernier vit encore 7 mois après l'opération, mais il y a récidive du côté du foie ;

2° Parmi 6 malades décédés actuellement nous trouvons une survie de 2 ans dans un cas, de 21 mois dans un autre, de 19, 18, 7 mois et de 5 mois 1/2 dans quatre autres.

Soit, pour nos 14 cas heureux, une moyenne de plus de 17 mois de survie.

A ces chiffres, provenant de la pratique de M. Hartmann, nous joindrons quelques résultats éloignés de gas-

trectomies pratiquées pour cancer par d'autres chirurgiens auxquels nous nous sommes adressés.

Une malade du Dr Ricard, Mme Elisa D..., 67 ans,
opérée à Bicêtre le 23 décembre 1897, est actuellement
en parfait état de santé. La malade n'accuse aucun trouble
gastrique, la teinte jaune paille a disparu, on ne sent
plus rien à la palpation (communication récente du
D^r Le Filliâtre, de Villejuif).

Une seconde malade, Mme C. G..., âgée de 56 ans, fut
opérée par M. Ricard, à Saint-Louis, le 19 octobre 1899.
Elle pesait 90 livres (sa taille étant de 1^m 58). Elle avait
beaucoup maigri et ne pouvait plus rien ingérer.

Deux mois après l'opération, elle pesait 110 livres, en
décembre 1900, 136 livres, et actuellement elle pèse
142 livres et se porte à merveille (communication du
D^r Le Filliâtre).

Une troisième malade, opérée en novembre 1898, se
trouve actuellement dans un état de santé très satisfaisant. 1 malade, opéré par M. Ricard depuis 14 mois,
s'est si bien trouvé de son opération qu'il peut maintenant se livrer aux plaisirs de la chasse.

Un autre, opéré depuis 16 mois, est aussi très bien
portant.

Voilà quelques-uns des meilleurs résultats obtenus par
M. Ricard sur une série de 17 ou de 18 gastrectomies.

M. Tuffier a présenté à la *Société de chirurgie*, en
mars 1901, un malade opéré il y a 3 ans pour épithélioma
du pylore très étendu et chez lequel il a fait la pylorectomie par le procédé de Billrosth 1re manière : abouchement bout-à-bout de l'estomac et du duodénum.

L'examen de la pièce fait par M. Hayem avait montré

qu'il s'agissait d'un épithélioma typique de l'estomac. Or, ce malade est resté parfaitement guéri depuis son opération ; il ne présente pas la moindre trace de récidive, il mange et digère parfaitement et a repris depuis longtemps son travail habituel (*Bulletin de la Société de chirurgie*, 6 mars 1901).

Un malade opéré par M. Chaput, en 1896, survécut 5 ans à l'opération. Il s'agissait d'un rétrécissement du pylore avec petit ulcère et sur une paroi de l'ulcère, l'examen microscopique, pratiqué par M. Toupet, révéla un nid microscopique d'épithélioma.

Cinq ans après, le malade fut revu et réopéré pour des troubles digestifs, attribués au bouton anastomotique employé pour la réunion. On ne trouva pas de récidive du cancer, mais un rétrécissement de l'orifice gastro-intestinal ; le malade était alcoolique. L'opération a consisté à enlever le bouton qui, en réalité, ne déterminait aucun accident.

Le malade a succombé à l'épuisement causé par la persistance de sa sténose (communication du Dr Chaput). Très probablement ce malade n'eût pas obtenu une si belle survie si une opération hâtive n'avait enrayé ce processus cancéreux en voie d'évolution.

M. Delagénière (Le Mans) a obtenu une survie d'une année.

Broquet (1) publie dans sa thèse les résultats de 52 opérations (pylorectomies) pratiquées pour cancer de l'estomac par le professeur Kocher. Il trouve 3 malades opérés de pylorectomie avec gastro-duodénostomie

---

(1) *Contribution à l'étude du cancer de l'estomac*, Berne. 1900.

(Kocher) bien portants 3 ans après l'opération, une autre 5 ans, une autre 10 ans après l'opération, une autre 2 ans. Parlant des résultats éloignés de ses malades, il dit : « Si nous les poursuivons une fois rentrés dans leurs familles, nous voyons qu'une partie, à la vérité, meurent de récidive, mais le plus souvent après deux ou trois ans pendant lesquels ils jouissent d'une santé parfaite ».

Voilà certes des résultats assez satisfaisants pour une petite série de cas.

Si maintenant nous consultons les statistiques générales, nous trouvons au point de vue des résultats immédiats que dans la statistique d'Haberkant :

De 1881 à 1887, la mortalité a été de 45 %, mais de 1888 à 1894 elle s'est abaissée à 42 %.

Enfin la statistique globale publiée par M. Guinard, dans son excellente thèse, nous donne de 1892 à 1898 35 à 39 % et M. Hartmann, en citant ces chiffres dans ses *Leçons sur la chirurgie de l'estomac*, ajoute ceci :

« Vous voyez par ces chiffres que la mortalité s'est abaissée considérablement d'un tiers en 10 ans et qu'elle s'abaissera encore davantage le jour où le cancer du pylore diagnostiqué précocement sera opéré en temps voulu et non lorsque le malade épuisé et à moitié mort de faim ne peut plus supporter une grosse intervention abdominale ».

Dans notre statistique, la mortalité post-opératoire s'est abaissée à 31,81. Une de nos opérées n'a pu être suivie, mais elle récidivait en novembre 1900, 10 mois après l'opération.

Nous n'en avons pas tenu compte dans notre statistique (obs. XIII).

Nous sommes amenés maintenant à comparer les résultats éloignés de la gastrectomie avec la gastro-entérostomie.

3° Au point de vue comparatif avec les résultats éloignés de la gastro-entérostomie.

Nous voulons tout d'abord donner notre pensée sur une comparaison dont on a abusé.

Pour certains, la gastro-entérostomie est à la gastrectomie ce que l'anus iliaque pratiqué dans le cancer du rectum est à l'ablation du rectum.

Or, on ne tient pas compte que l'éperon que l'on s'efforce d'obtenir dans l'anus iliaque empêche les matières fécales d'aller irriter le cancer et d'être le point de départ de douleurs et d'infections secondaires, ce qui n'a pas lieu après la gastro-entérostomie. Ceci explique pourquoi l'amélioration qui suit la gastro-entérostomie n'est pas aussi complète, aussi absolue que celle qui suit la pylorectomie, alors même que cette dernière doit être suivie de récidive; même palliative, la pylorectomie donne une résurrection temporaire beaucoup plus complète que la gastro-entérostomie.

« En général, les cancéreux opérés de gastro-entérostomie ne récupèrent pas toutes leurs forces : ils se fatiguent vite, s'essoufflent facilement, sont incapables d'un effort soutenu et d'un travail pénible. Enfin l'anémie ne disparaît pas ; le teint reste terreux ou jaune paille, les muqueuses sont pâles. Il n'existe que peu d'exceptions à cette règle.

C'est que dans les sténoses cancéreuses, l'anémie, la perte des forces et la déchéance de l'organisme ne reconnaissent pas pour cause unique l'obstruction du pylore et l'inanition qui en résulte.

Le cancer par lui-même est une cause puissante de consomption, soit qu'il y ait des métastases secondaires, soit qu'il s'agisse de résorption de toxines sécrétées par la tumeur, ou plus simplement d'un empoisonnement résultant de l'infection secondaire de l'ulcération cancéreuse » (1).

La gastro-entérostomie supprime les troubles subjectifs et, facilitant le transit alimentaire, permet aux malades de s'alimenter et de reprendre leurs forces, ce qui se traduit par une augmentation de poids, qui ne manque jamais. La mort enlève les gastro-entérostomisés par suite de la propagation du cancer au foie ou au péritoine, aux ganglions sus-claviculaires, aux ganglions prévertébraux. Souvent ces malades en état de réceptivité, meurent de tuberculose ou d'une affection intercurrente.

Parfois enfin ils succombent de cachexie pure et simple. *Après la gastrectomie* les malades peuvent recommencer à s'alimenter comme par le passé. Roux, le jour même de l'opération, ne donne-t-il pas à ses malades de la choucroute! Ils peuvent reprendre leurs occupations et vivre de la vie de tous, enfin tout les porte à se croire radicalement guéris, les uns pendant un an, d'autres pendant 2 ans 1/2 à 3 ans et davantage.

Quand la récidive arrivera chez ces malades, elle évoluera en 2 mois à 3 mois et conduira ces malades à une mort douce.

Enfin ne peut-on pas parler de guérison radicale chez

(1) HARTMANN et SOUPAULT, *Revue de chirurgie*, p. 141.

les malades qui ont survécu 6, 8 et 10 ans à leur opération ?

La moyenne des survies obtenues par la gastro-

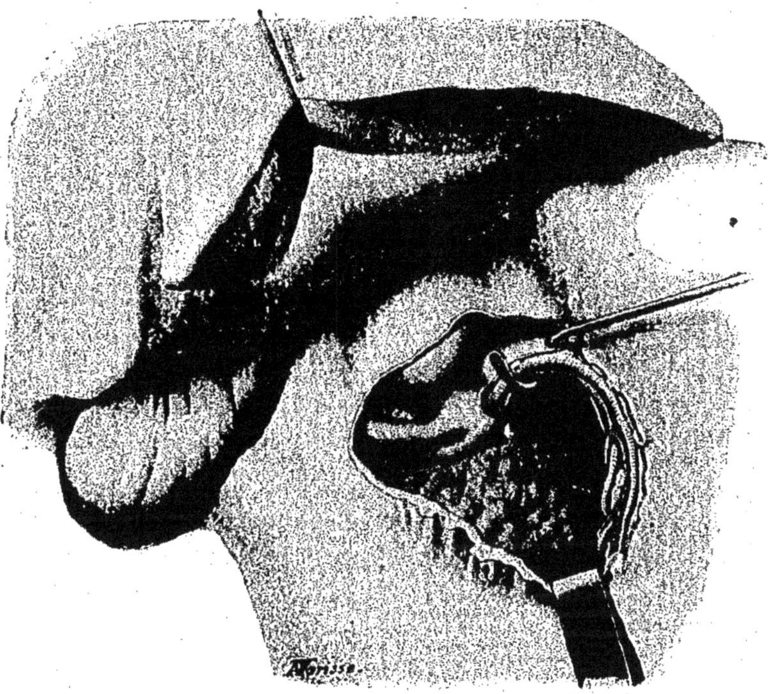

Fig. 1. — Le foie est relevé, l'artère coronaire stomachique est chargée près du cardia. Au-dessus du point où va porter la ligature, on voit un ganglion lymphatique petit et non envahi ; le long des branches descendantes ou droites de l'artère, tout contre l'estomac, on voit, au contraire, des ganglions plus gros, atteints de dégénérescence épithéliomateuse.

entérostomie est de 7 mois environ. La gastrectomie, considérée comme opération palliative, donne de bien meilleurs résultats.

Dreydorf donne comme survie moyenne 11 mois et 4 jours, Mickuliez 16 mois 1/4, Krönlein 1 an et 5 mois, dans notre statistique nous avons obtenu une survie de plus de 17 mois.

Avant de publier nos observations, nous croyons intéressant de décrire la technique à laquelle s'est depuis 18 mois arrêté M. Hartmann (1).

« Faisant relever le foie en haut et attirant fortement l'estomac en avant, nous lions la branche droite de la coronaire stomachique au-dessus des ganglions, qu l'accompagnent (figure 1) (2).

Plaçant alors sur l'estomac deux grandes pinces à mors élastiques, qui séparent la grosse tubérosité de la région pylorique, de la petite courbure et de la partie droite de la grande, nous sectionnons l'organe entre les deux pinces. Cela fait, nous rabattons sur la lèvre droite de l'incision abdominale le segment pyloro-gastrique. Nous exposons ainsi à la vue l'angle pyloro-pancréatique. Au fond du sillon, qu'il constitue, nous déchirons le péritoine d'un coup de sonde cannelée et mettons ainsi à découvert l'artère gastro-duodénale, immédiatement après la naissance de l'hépatique (figure 2).

Cette artère, toujours facile à découvrir du premier coup, croise perpendiculairement la face antérieure du pancréas et est d'autant plus facile à lier que la veine qui l'accompagnait l'a abandonnée au niveau du bord inférieur du pancréas pour passer en arrière de celui-ci et se jeter dans la veine-porte rétro-pancréatique. Cette ligature faite, on peut, sans perte de sang, séparer du pan-

---

(1) Voir *Congrès international des Sciences médicales*, Paris, 1900.

(2) Les figures qui illustrent notre thèse ont été mises obligeamment à notre disposition par M. Steinheil avec l'autorisation de MM. Hartmann e Cunéo.

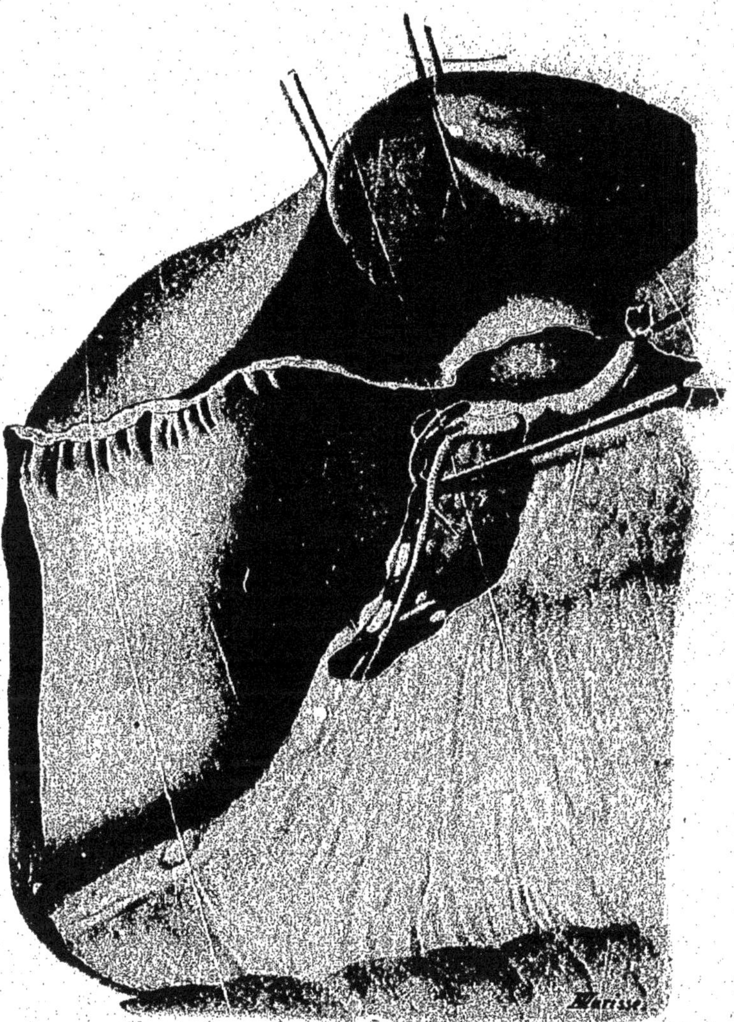

Fig. 2. — L'estomac sectionné est rabattu sur la lèvre droite de l'incision abdominale. L'angle pyloro-pancréatique se présente à la vue. Dans cet angle, on voit le péritoine une fois déchiré d'un coup de sonde, la face antérieure du pancréas, et, sur celle-ci, la croisant perpendiculairement, l'artère gastro-duodénale qu'une aiguille mousse a déjà chargée. Le long de cette artère, à une petite distance de la grande courbure, se trouve une série de ganglions augmentés de volume épithéliomateux. Sous le bord inférieur du pancréas, le long de la veine, se trouvent des ganglions plus petits, qui ne sont pas encore pris.

créas les ganglions rétro-pyloriques. Cette libération faite, nous sectionnons le duodénum entre deux pinces à mors élastiques.

Ainsi se trouvent enlevées en un seul bloc toutes les parties envahies, le pylore, les ganglions rétro et sous-pyloriques, la petite courbure à peu près en entier et, appendue à elle la branche droite de la coronaire stomachique avec les ganglions qui l'entourent.

L'ablation est exécutée. Pour terminer l'opération nous faisons, suivant la longueur de la portion du duodénum, l'implantation du bout duodénal dans un trou de la face postérieure de l'estomac (Kocher), ou la fermeture des 2 sections avec une gastro-entérostomie complémentaire (Billroth).

Les avantages de notre procédé d'exérèse nous semblent multiples et dérivent de ce fait qu'il repose sur la connaissance de l'anatomie pathologique de la lésion et sur celle de l'anatomie normale de la région.

La ligature successive de la branche droite de la coronaire et du tronc de la gastro-duodénale simplifie beaucoup l'intervention en supprimant les hémorragies venant particulièrement des branches artérielles rétro-pyloriques ou pancréatiques, le pincement de ces vaisseaux et leur ligature. L'opération, en même temps qu'elle est exsangue, se trouve par suite notablement abrégée. Ce procédé permet d'enlever en bloc ce qui est l'idéal de la chirurgie du cancer, la lésion initiale, ses propagations ganglionnaires et les troncs lymphatiques intermédiaires. Aussi croyons-nous que si les médecins veulent bien nous aider dans notre tâche en faisant des diagnostics précoces et en conseillant une intervention rapide, nous arriverons dans le plus grand nombre de cas à obtenir non pas seulement la cure opératoire, mais la cure réelle, définitive, des cancers du pylore ».

De nos vingt-deux observations, 10 ont déjà été publiées dans la *Chirurgie de l'estomac*, par Terrier et Hartmann, nous ne ferons que les résumer.

Nous publions dans les douze autres tous les renseignements que nous avons pu recueillir.

Nous verrons quelles sont les conclusions qui ressortent de ces vingt-deux observations.

OBSERVATIONS

1ʳᵉ SÉRIE. — Observations déjà publiées.

Nous ne donnons ici qu'un résumé du début de ces observations, ne publiant *in extenso* que les suites éloignées ; le début se trouve dans la *Chirurgie de l'estomac*, par TERRIER et HARTMANN.

OBS. I. — *Cancer du pylore. — Résection pylorique. — Gastroduodénostomie. — Guérison.*

Marie B..., 47 ans. Entre à l'hôpital Bichat pour troubles digestifs accompagnés d'un amaigrissement progressif. Le début des accidents remonterait au mois de février 1897. La malade, prise d'un malaise subit, perd connaissance pendant une 1/2 heure et ne ressent plus rien. Dans la suite, tous les 8, 10, 15 jours, même malaise suivi de perte de connaissance. Au mois de février, constipation et matières noires ; en juin, diarrhée abondante, perte de poids : 13 livres en 7 mois, puis 10 livres en 15 jours. Pas de vomissements, pas de douleur ; inappétence depuis peu de temps.

Examen. — Amaigrissement, teint blanc jaune. Rien à l'inspection et à la percussion. La palpation fait sentir à gauche une tumeur en boudin, à direction généralement transversale, mobile.

Urée 25 gr. 62 par litre. Poids : 45 kilog. le 16 août, 46 kilog. le 20 août.

OPÉRATION, le 31 août 1897. — Cancer du pylore, pas de ganglions, pas de dilatation stomacale. La pylorectomie est pratiquée. Implantation de la section duodénale, durée : 2 heures.

Examen macroscopique. — Végétation polypiforme. Muqueuse épaissie, mamelonnée tout autour. Lésions peu avancées du duodéum. L'examen montre une excision large de la néoplasie.

Examen histologique (Dʳ LETULLE). — Carcinome cylindrique.

Suites opératoires. — Sérum, lavements nutritifs. Lait au 6ᵉ jour. Elevation de la température au 3ᵉ jour. Poids le 19 novembre : 50 kilog.

SUITES ÉLOIGNÉES. — La malade, revue en juin 1898 et en février 1899, en parfait état de santé. En juillet 1899, M. Hartmann revoit la malade, qui depuis 4 mois maigrit. En janvier 1899, elle avait atteint le poids de 54 kilog. ; actuellement elle ne pèse plus que 43 kilog. En avril elle a souffert d'une douleur dans l'épaule gauche, a toussé et craché. Depuis quelque temps elle a des malaises après les repas, vomit des glaires et perd l'appétit.

A l'examen qu'il fait en juillet 1899, M. Hartmann constate une augmentation considérable dans le volume du foie et des craquements au sommet gauche.

La malade meurt en septembre 1899, 2 ans et 1 mois après l'opération.

OBS. II. — *Cancer du corps de l'estomac.* — *Gastrectomie cylindrique.* — *Guérison.*

Mᵐᵉ G..., âgée de 45 ans, sage-femme, adressée par le Dʳ Soupault.

Maux d'estomac depuis fort longtemps, surtout depuis 2 ans. Douleurs presque continuelles, vomissements fréquents.

Pas de sang dans les vomissements, ni d'aliments des jours précédents. Grand amaigrissement. Extrême pâleur.

Peu de renseignements par l'examen de l'estomac.

Apepsie complète. 5 mois après le premier examen du docteur Soupault, vomissements de sang, tumeur perceptible dans l'hypocondre gauche.

OPÉRATION, le 12 octobre 1897. — Résection de la partie moyenne de l'estomac. Réunion de la manchette cardiaque à la manchette pylorique.

Examen de la pièce. — Les 2/3 de l'estomac ont été enlevés.

Végétations à la partie interne de nature nettement cancéreuse. Pas d'ulcération. Tunique séreuse indemne.

Examen histologique (Dʳ SOUPAULT). — Epithélioma cylindrique métatypique, ganglions lymphatiques un peu hypertrophiés. Pas de cellules cancéreuses, ni de boyaux cancéreux. Existence de leucocytes polynucléaires.

Suites opératoires. — Bonnes et sans incident notable.

SUITES ÉLOIGNÉES. — 2 mois 1/2 après l'opération, aucun changement dans le chimisme gastrique. Le pronostic émis favorable se vérifie.

L'opérée est bien portante fin juin 1898, bien qu'elle ait conservé son teint pâle.

En février 1899, la malade, qui depuis 5 mois a repris son métier de sage-femme, jouit d'une parfaite santé.

Le 9 juillet 1900, le Dr Soupault donne un repas d'épreuve, et pratique l'extraction 1 heure après.

La bouillie gastrique est neutre au papier de tournesol.

Aucune réaction au vert brillant, A T phénol phtaléine $= 0,13$ °/°.

Réaction des peptones $= 0$.

Acide lactique $= 2$.

Le suc gastrique : immédiatement filtré donne $\Delta = 0,33$.

Le lendemain après filtration complète (évaporation ?) $\Delta = 0,44$, par éther et glace. Chlore total $= 0,95$ °/°. Chlore fixe $= 0,89$ °/°.

H $+$ C $= 0,06$ °/°.

Le 11 juillet. $\Delta = 0,44$.

Le 12 d° $\Delta = 0,50$.

Le 6 mai 1901, à Lariboisière, la malade dit s'être bien portée et avoir pu manger de tout jusqu'en février 1900, époque à laquelle les vomissements lui ont repris. Elle n'a dû cesser son métier de sage-femme qu'en septembre 1900 et depuis lors elle a été en s'affaiblissant. Nous la trouvons toujours extrêmement pâle et très affaiblie.

Elle présente une récidive locale caractérisée par la présence d'une tumeur sous le rebord costal gauche.

OBS. III. — *Cancer du pylore. — Pylorectomie. — Gastro-duodénostomie. — Guérison opératoire. — Récidive. — Généralisation dans le foie.*

Charles H..., 54 ans, vigneron. Malade depuis 8 mois. Symptômes de sténose pylorique. Pas d'hématémèse. Traitement médical inefficace. Perte de poids : plus de 22 livres en 14 mois.

Antécédents : Père mort de tumeur de l'estomac à 69 ans.

Etat actuel. — Estomac dilaté, pas de clapotement. Au palper à droite tumeur légèrement mobile, non douloureuse.

Malade artério-scléreux, amaigri. Urée : 12,81 par litre.

OPÉRATION, le 12 janvier 1898. — Gastro-duodénostomie (Kocher).

A noter des adhérences de la tumeur au pancréas, adhérences d'ailleurs faciles à libérer. Implantation du duodénum sur la face postérieure de l'estomac.

Examen des pièces. — La tumeur se présente sous la forme d'un véritable bouchon obstruant le pylore et faisant saillie dans l'intestin.

Examen microscopique. — Epithélioma cylindrique.

Suites opératoires. — Aucun choc le premier jour. Le 3ᵉ jour pouls et état général moins bons. Régurgitations nauséeuses et fécaloïdes. Lavage de l'estomac, qui ramène un liquide brunâtre très fétide. On renouvelle les lavages de l'estomac les jours suivants.

Le malade sort vers la fin du mois de février.

SUITES ÉLOIGNÉES. — Le 20 mars, poids : 54 kilog. Excellent état, appétit vorace.

Le 20 avril, poids 61 kilog. Etat général très bon, pourtant œdème des pieds le soir.

Le 6 juin 1898, 6 mois après l'opération, 14 mois après l'apparition des accidents, cancer du foie, ictère, ascite. Circulation collatérale. Etat général assez satisfaisant. Mort de cachexie dans le courant du mois d'août, 7 mois après l'opération.

OBS. IV. — *Cancer du pylore. — Hématémèses répétées. — Cachexie extrême. — Pylorectomie. — Gastroduodénostomie. — Mort de choc opératoire.*

Emmanuel R..., 55 ans, terrassier. Entré le 25 mai 1898 dans le service de médecine du Dʳ Lacombe.

Cachectique, vomit tout ce qu'il prend. Le début des accidents remonte à février (perte de poids et d'appétit).

Examen. — Vomissements ininterrompus, mélœna. Pas d'antécédents. Poids : 55 kilogr. Douleur à la palpation. Sensation assez difficile à percevoir d'une tumeur dure, située au dessous du rebord costal. Adénopathies inguinales, quelques ganglions dans la fosse sous-claviculaire gauche :

Opération, le 30 mai 1898. — Sans incident. Durée, 2 heures 9 minutes. Mort à 4 heures le jour même.

Autopsie. — Aucune faute opératoire n'est relevée. Le malade était absolument cachectique et n'aurait pas dû être opéré.

Obs. V. — *Cancer du pylore. — Cachexie. — Pylorectomie. — Gastroduodénostomie. — Mort de septicémie péritonéale.*

Sylvain F..., 35 ans, entré le 24 mai 1898.

Début des douleurs il y a 6 mois environ. Vomit les aliments solides. Premier séjour à l'hôpital en mars.

Pas d'antécédents héréditaires ou personnels.

État actuel. — Malade très cachectique. Par la percussion on provoque des contractions vermiculaires de l'estomac.

On sent une tumeur du volume d'une mandarine assez mobile et peu douloureuse. Jamais d'hématémèses, ni de melœna. Vomissements quotidiens. Perte de poids : 28 kilog. depuis le début de sa maladie. Tuberculose des sommets.

Opération, 1er juin 1898. — Résection typique à la Kocher.

Incident opératoire. L'aide lâche le bout duodénal pendant la suture stomacale et du liquide file dans le ventre (1).

Mort le lendemain 2 juin avec symptômes péritonéaux.

Examen des pièces. — Tumeur du volume d'un poing. Quelques ganglions dans le ligament gastro-colique. Duodénum pas envahi. Orifice pylorique très rétréci.

Autopsie. — Pas de liquide dans la péritoine. Pas trace de péritonite. Sutures intactes.

Poumons atteints de tuberculose. Cavernules assez nombreuses.

Obs. VI. — *Cancer du pylore. — Pylorectomie. — Gastro-entérostomie. — Guérison opératoire.*

Femme de 41 ans, malade du Dr Verin. Souffre de l'estomac depuis 3 ans. Pas de vomissements, constipation, amaigrissement. De 166 livres tombe à 115 livres en juin 1898.

(1) Depuis cette opération, M. Hartmann a employé au lieu des mains d'un aide la compression par des pinces à mors élastiques.

Antécédents héréditaires. Père mort de maladie d'estomac.

Examen. — Clapotement, tumeur, mal limitée entre l'ombilic et le rebord costal, indolente.

OPÉRATION, le 13 juin 1898. — Pylorectomie précédée de la gastro-entérostomie postérieure. On doit isoler la tumeur, qui se confond avec le pancréas. On résèque un long bout de duodénum avec des ganglions, qui lui sont fusionnés. La suture enfouissante du duodénum n'a pu être faite.

Examen de la pièce enlevée. — Ganglions assez nombreux. Ulcération végétante et profonde de la face antérieure de l'estomac (5 francs) avec induration périphérique. La section a dépassé les limites du mal.

Examen histologique (Dr MIGNOT). — Bandes de tissu conjonctif entre lesquelles se trouve une couche de cellules épithéliomateuses.

Suites opératoires assez bonnes, sauf établissement d'une fistule duodénale, cette fistule se ferme en septembre.

SUITES ÉLOIGNÉES. — 27 août : Le malade a augmenté de 8 livres.

Récidive vers la fin de septembre, les vomissements réapparaissent le 27 novembre. Mort le 2 décembre, 5 mois et demi après l'opération.

OBS. VII. — *Cancer du pylore.* — *Pylorectomie.* — *Gastro-entérostomie.* — *Guérison.*

Le nommé L...., chaudronnier, 33 ans. Pas d'antécédents à noter. Abuse des boissons alcooliques. Troubles gastriques remontant à 4 mois. 4 ans auparavant le malade a souffert 8 mois de l'estomac (les vomissements calmaient les douleurs).

Aucune douleur ou gêne à jeun. N'a eu ni hématémèse, ni melœna.

Actuellement dégoût pour les aliments. Pas de vomissement. Amaigrissement de 10 kilos en 4 mois.

Examen. — Anémie sans cachexie. Estomac légèrement dilaté. Bruit de flot et clapotage facilement obtenus. On sent une petite tumeur dans l'hypocondre droit (5 francs) mobile, à surface un peu irrégulière.

Examen chimique. — Type hypopeptique.

Diagnostic. — Cancer du pylore au début sans phénomènes d'obstruction, sans stase, ni dilatation marquée.

Opération proposée et refusée. Traitement médical (chlorate de soude 6 gr.) ; 3 semaines après le malade consent à l'opération.

Les symptômes vont en s'accentuant.

OPÉRATION, le 21 juin 1898. — Cancer du pylore avec quelques ganglions près du pylore. Exsudat fibrineux le reliant à la face inférieure du foie.

La section duodénale porte trop loin pour pouvoir aboucher le duodénum à l'estomac. On fait une gastro-entérostomie postérieure.

Examen de la pièce. — Néoplasme ulcéré occupant la valvule pylorique. Aspect du cancer encéphaloïde.

Examen histologique (Dr SOUPAULT). — Partie duodénale : type des polyadénomes, décrit par le professeur Hayem. — Partie médiane : type carcinomateux typique. — Partie stomacale : Lésions de polyadénomes.

Suites opératoires. — Excellentes.

SUITES ÉLOIGNÉES. — 3 mois après l'opération le malade a repris son métier. Mine excellente. A gagné 5 kilogr.

Insufflation stomacale impossible par suite de l'incontinence du pylore.

Analyse chimique 3 mois après l'opération. — Apepsie complète.

Pèse le 12 février 1899, 75 kilogr. 500 ; la veille de l'opération il pesait 60 kilogr. 500 ; à cette date le malade est d'aspect florissant, mange et digère tout.

Le 4 mai 1901 le malade est toujours en parfaite santé, près de 3 ans après l'opération.

OBS. VIII. — *Cancer infiltré de l'estomac. — Gastrectomie. — Implantation du moignon stomacal dans le jéjunum. — Mort par arythmie cardiaque.*

D..., 55 ans. Se présente en septembre 1898. Le début remonte à 1 an. Douleurs après les repas, comparées par le malade à des coliques intestinales et proportionnelles à la quantité d'aliments ingérés. En janvier 1898 l'état s'aggrave : vomissements, douleurs, amaigrissement. Pas d'antécédents à noter. Quelques excès d'alcool. Pas de tumeur ni de dilatation apparente.

OPÉRATION, le 19 septembre 1898. Gastrectomie large, nécessitant l'implantation de ce qui reste d'estomac dans le duodénum. Fermeture du bout duodénal.

Examen de la pièce. — Estomac de volume normal, de consistance ferme. Pas de ganglions.

Examen histologique. — Carcinome alvéolaire typique.

Suites opératoires. — Choc notable, arythmie cardiaque très nette. Mort dans la soirée.

AUTOPSIE. — Pas de péritonite. Reins, substance corticale atrophiée. Cœur flasque, couleur feuille morte.

OBS. IX. — *Cancer du pylore. — Pylorectomie. — Gastro-duodénostomie. — Guérison.*

G..., 39 ans. Pas d'antécédents héréditaires.

Antécédents personnels. — Dysenterie à 21 ans. Excès alcooliques. Souffre de l'estomac depuis 19 mois. Vomissements à périodes variables. Ni hématémèse, ni melœna.

Douleurs variables et intermittentes surtout après le repas du midi, cessant après les vomissements. Constipation opiniâtre. Amaigrissement énorme. Perte de poids, 32 kilog. en 6 mois. Foie normal. Pas d'ondulations péristaltiques. Profondément dans le flanc droit on sent, uniquement par la recherche du ballottement, une tumeur.

Le 16 novembre le malade étant à jeun depuis la veille, on extrait 1 litre 1/2 de liquide environ, d'abord très épais, puis fluide, dans lequel on reconnaît des caillots de lait ; ce liquide a une odeur butyrique accentuée.

V B + 2. A. L. direct devient opalescent. Ether + 3. P = + 3 A = + 2,482. Urines, 1,609 gr. ; acides ; D = 1,019. Urée = 12 gr. 8 par litre. Acide phosphorique anhydre = 2 gr. 28 par litre.

Du 16 au 28 novembre, on fait l'extraction de la stase, on retire 1 litre chaque fois et on lui donne de la poudre de viande.

OPÉRATION, le 6 décembre 1898. — Tumeur saillante sous forme d'une plaque blanchâtre sur l'estomac. Ganglions au voisinage du pylore. Adhérences postérieures. Résection de 10 centimètres d'estomac et de 1 centimètre de duodénum. Implantation de la section duodénale dans un trou fait à la face postérieure de l'estomac.

Examen macroscopique. — On avait pensé à une ablation incomplète ; pourtant, sur une coupe, les sections stomacale et duodénale semblent normales.

Examen microscopique (Dr Cunéo). — Epithélioma atypique.

Suites opératoires. Sans incident.

Suites éloignées. — Considéré comme guéri pendant 8 mois, il mange et boit de tout. Il pèse 71 kilog. le 13 février 1899 et pesait 51 kilog. à son entrée.

· 13 février 1900. Depuis 2 mois peu d'appétit, douleurs vives. Poids : 65 kilog. 700. Pas de clapotage, pas de diarrhée.

A droite de la cicatrice, rénitence profonde. On le met au chlorate de soude.

Le 30 avril 1900 il revient à l'hospice d'Ivry.

Une cœliotomie exploratrice est pratiquée et montre l'existence d'une récidive locale adhérant au mésocolon transverse.

Guérison opératoire. Le malade souffre moins depuis l'opération.

Mort en juillet 1900, 19 mois après l'intervention.

Obs. X. — *Cancer du pylore. — Pylorectomie. — Gastro-entérostomie. — Mort de choc et d'hémorragie 5 heures après l'opération.*

Mme G... Victorine, 23 ans. Début des accidents 1 mois auparavant. Vomissements bilieux et alimentaires. Douleur au niveau et à gauche de l'ombilic. Vomissements 3 ou 4 heures après l'ingestion des aliments. A constaté une tumeur il y a 3 semaines.

Etat actuel. — Malade très amaigrie. Estomac très dilaté. Tumeur nettement mobilisable à gauche de l'ombilic.

Opération, le 19 janvier 1899. — Pylorectomie assez facile. Hémorragie difficile à arrêter en enlevant des ganglions sur la tête du pancréas. Gastro-entérostomie antérieure.

Nouvelle hémorragie venant d'une déchirure méso-colique. Mort après l'opération.

Autopsie. — Epanchement considérable. On trouve de nombreux ganglions cancéreux. Lésions tuberculeuses peu avancées des poumons.

Obs. XI. — *Cancer du pylore.* — *Pylorectomie avec gastro-entérostomie antérieure précolique.* — *Guérison.* — *Survie de 21 mois.*

Ber..., Benoit, lithographe, 59 ans. Entré le 28 février 1899,
salle Jarjavay. Il a commencé à souffrir de l'estomac dès l'âge de
15 ans. Il avait des vomissements se répétant 2 fois par jour et
attribués par le malade à une intoxication professionnelle (plomb et
cuivre?). Depuis, le malade a toujours présenté des troubles
digestifs. A plusieurs reprises, pendant plusieurs mois, il avait des
crises de vomissements, survenant toujours en moyenne deux fois
dans la journée, trois heures après les repas. Pas de douleur, mais
sensation de pesanteur à l'estomac, cessant après vomissements.
Pas d'hématémèses, pas d'altération de l'état général. Périodes
d'accalmie temporaire obtenue par le régime lacté avec digestions
plus faciles, bien que toujours un peu pénibles.

Les vomissements lui ont repris il y a 8 mois, mais d'une manière
intermittente. Depuis 3 mois aggravation des symptômes.

État actuel. — Vomissements alimentaires à odeur aigrelette
deux fois par jour, 1 heure 1/2 à 2 heures après le déjeuner et le
dîner. Le vomissement du soir manque parfois et a lieu le lendemain matin, on trouve alors une grande quantité de glaires. Pas
d'hématémèses. Eructations aigres.

Douleurs, sensation de pesanteur après les repas.

Sensation de constriction et de brûlures dans la région épigastrique. Pas de douleur en broche.

État général. — Appétit très diminué depuis 3 mois. Amaigrissement considérable. Le malade aurait perdu depuis 2 mois et
demi 65 à 50 livres. — Asthénie complète.

Les symptômes fonctionnels se sont amendés à la suite de
3 lavages d'estomac pratiqués la semaine dernière.

Rien à noter dans les antécédents héréditaires et personnels.

Signes physiques. — Amaigrissement notable. Disparition complète du tissu cellulo-graisseux.

Légère voussure de toute la région sus-ombilicale. La percussion de la région épigastrique provoque des contractions péristaltiques. Clapotage et flot à jeun.

Par la palpation on sent à droite et à quatre centimètres environ de l'ombilic une tumeur dure, un peu marronnée, sensible à la pression, s'abaissant légèrement dans les mouvements respiratoires et mobilisable par la main exploratrice.

Le tracé de l'estomac par la percussion et le phonendoscope après insufflation fait voir l'estomac descendant à 4 centimètres environ au-dessous de l'ombilic.

Le lobe gauche du foie semble légèrement hypertrophié.

Pas de ganglions sus-claviculaires. Pas d'ascite. Double hernie inguinale datant de 8 ans.

Dans cet état, le malade est adressé à M. Hartmann par M. Mathieu avec le diagnostic de sténose pylorique due à une tumeur avec phénomènes de stase.

Examen de l'estomac. — A jeun depuis la veille, on extrait de l'estomac 450^{c3} de bouillie gastrique, fluide, couleur chocolat clair, laissant déposer une pulpe brunâtre, odeur fortement butyrique.

$$V^3 + 2. \qquad H = 2,48 \quad T = 467$$
$$\text{A. L. coloration rougeâtre.} \qquad H = 81$$
$$P = + 2 \qquad C = 131$$
$$G \text{ nette} \qquad H + C = 212$$
$$T = 255$$

On donne après lavage un repas d'épreuve. On extrait celui-ci au bout d'une heure. Le liquide est clair.

Ewald 400^{c3} ; 1 heure après 375^{c3}

Le liquide est fluide, peu homogène, avec débris de pain nombreux assez bien divisés.

$$V^3 - + 1 \qquad T - 313$$
$$A_x + 1 \qquad A = 87 \quad H - 51$$
$$P \qquad C - 102$$
$$G \text{ nette} \qquad H + C - 153$$
$$F - 160$$

Le traitement institué chez M. Mathieu avait consisté en lavages et gavages. Régime : Lait, 3 litres.

Le malade reprend un peu de forces, facies meilleur, augmentation légère de poids.

Adressé le 27 février 1899 par M. Hartmann. — Chlorof. Bourbon. Aides : Cunéo, Guillemin. — Incision juxtamédiane.

On ne constate pas d'adhérences postérieures. Résection large du cancer et des ganglions qui bordent les deux courbures. Le duodénum est coupé trop loin pour qu'on puisse l'implanter. Fermeture des deux bouts. Gastro-entérostomie antérieure précolique pratiquée à gauche et déterminant un coude à gauche de la branche ascendante avec la portion fixée.

Examen des pièces (Thèse Cunéo. Paris. 1900, p. 93)

La portion enlevée comprend 11 centimètres d'estomac et 2 centimètres de duodénum, les mensurations ayant été faites sans tenir compte de la rétraction. Coloration normale de l'estomac sur la plus grande partie de son étendue : mais toute la région de la petite courbure est occupée par une plaque blanche et nacrée. De cette plaque se détachent des travées, qui pénètrent dans l'épaisseur du petit épiploon épaissi et lardacé.

A la palpation, le pylore et la petite courbure présentent une consistance beaucoup plus ferme que normalement. L'index introduit dans le duodénum ne peut franchir le pylore.

A l'ouverture de l'estomac on constate une grosse végétation cancéreuse, implantée sur la face antérieure de l'estomac. Cette végétation est sessile et n'est pas mobile sous les plans sous-jacents. Elle est très molle, presque diffluente et il est difficile de fixer macroscopiquement la limite des parties envahies.

A l'*examen macroscopique* de la paroi, au niveau de la section exécutée pour ouvrir l'estomac, on voit les tuniques stomacales, normales au niveau de l'extrémité gauche de la pièce s'épaississant graduellement lorsqu'on s'avance vers le pylore. Le duodénum a un aspect absolument normal. Les lésions semblent s'arrêter brusquement au niveau du pylore.

On ne peut affirmer l'absence de ganglions au niveau de la petite courbure. Il existe 2 ou 3 ganglions sous-pyloriques du volume d'un haricot.

Examen histologique. — 1° De la périphérie de la tumeur au niveau de la zone d'extension vers le cardia.

I. *Tumeur.* — La coupe pratiquée à la limite du néoplasme intéresse la totalité de la paroi gastrique.

L'examen à un faible grossissement montre que la lésion porte surtout sur la muqueuse et la sous-muqueuse, qui sont considérablement épaissies. Les autres tuniques sont au contraire peu touchées.

1° La muqueuse et la sous-muqueuse présentent des lésions variables suivant le point considéré.

a) Tous les éléments de la muqueuse normale ont disparu. Le tissu néoplasique est formé de cellules épithéliales et d'un stroma. Le stroma présente un développement considérable et prédomine de beaucoup sur les formations épithéliales.

b, Dans la partie de la coupe, qui répond à la périphérie du néoplasme, les lésions sont moins avancées: trainées néoplasiques dans la muscularis mucosæ, boyaux épithéliaux dans la muqueuse

2° La musculeuse est légèrement hypertrophiée.

3° Rares amas de cellules épithéliales dans la sous-séreuse.

En résumé, il s'agit d'un carcinome atypique, à stroma très abondant, mais formé par du tissu conjonctif, qui n'est pas encore adulte.

II. *Ganglions.* — Le plus volumineux du groupe sous-pylorique. Il est dégénéré et contient de nombreuses trainées épithéliales. Au niveau des points non envahis le tissu ganglionnaire est remarquablement conservé.

Suites opératoires. — Bonnes. Une élévation de température se produit le lendemain de l'opération, elle tombe avec un lavage de l'estomac. Sérum, lait, potages et champagne pendant les 8 premiers jours.

SUITES ÉLOIGNÉES. — Le 7 avril 1899, le malade pèse 53 kilog., le 21 avril 60 kilog., le 1er mai 62 kilog., le 9 mai 65 kilog., le 17 mai, 67 kilog. Le malade avait gagné 12 kilog. en 40 jours.

Il se porte très bien jusqu'en septembre 1900. L'appétit était revenu, le malade mangeait et digérait tout. Plus de vomissements, douleurs très diminuées. Il avait   cencé à travailler en septembre 1899.

Le 16 juin 1899 on examine son esto..   ..ez M. Mathieu. Il est à 3 travers de doigt au-dessous de l'ombilic il y a de la sensibilité quand le malade fait des efforts. On trouve du clapotage, mais le malade n'est peut-être pas à jeun.

En septembre 1900, le malade recommence à vomir, il entre à

l'hôpital Andral peu de temps après et meurt le 21 décembre 1900, 21 mois après l'opération et 19 mois d'excellente santé.

Autopsie. — Péritonite adhésive avec ascite. Infiltration squirrheuse totale du pancréas. Noyaux disséminés dans les poumons, simulant la tuberculose. Noyaux disséminés dans le péritoine. Périsplénite. Pas de noyaux dans le foie.

Obs. XII. — *Cancer du pylore.* — *Pylorectomie et gastro-duodénostomie.* — *Guérison.*

Vve P..., Alphonsine, 65 ans, ménagère. Entrée à l'hôpital Bichat (salle Chassaignac) le 22 mai 1899 pour des troubles gastriques, dont l'origine remonte à 10 mois (juillet dernier). A cette époque la malade avait de la peine à digérer, elle ressentait après le repas des douleurs, qu'elle précise mal, localisées surtout à la région épigastrique, de la pesanteur, des étouffements.

Elle avait aussi du ballonnement de la région gastrique, l'obligeant à desserrer la ceinture de ses vêtements. Cet état s'est aggravé progressivement, la malade a peu à peu perdu l'appétit ; mais, depuis 2 mois surtout, son inappétence est absolue, elle ressent du dégoût pour tous les aliments.

Depuis 5 mois elle a des vomissements, qui sont de plus en plus fréquents et l'ont été, surtout, il y a 2 mois. Ces vomissements surviennent 4 ou 5 heures après les repas et contiennent tous les aliment ingérés ; parfois, ils sont liquides, très aigres et bilieux.

D'autres fois, ils contiennent des matières noirâtres, granuleuses. Les vomissements sont plus fréquents au mois de mars et avril, presque journaliers ; quand un jour la malade n'en avait pas, elle vomissait le lendemain les aliments ingérés la veille.

La malade est constipée, elle a parfois dans ses selles des matières noirâtres en grumeaux mi-solides. Elle a beaucoup maigri depuis 2 mois.

Examen. — La palpation de la région épigastrique est douloureuse, surtout à droite. On sent comme une masse indurée siégeant en bas et à droite de l'appendice xyphoïde.

Amaigrissement assez considérable depuis environ 6 semaines. Urée = 13 gr., 2 par litre, P = 71 k.

Opération. le 29 mai 1899. Chloroforme : Bourbon. Aides : Gosset et Cunéo. A l'ouverture de l'abdomen, par une incision médiane sus-ombilicale, nous voyons sur la face antérieure de l'estomac, commençant au niveau de la petite courbure, contre le pylore, une plaque grise, déprimée, ayant amené une rétraction des parties voisines et spécialement une encoche sur le lobe inférieur de l'estomac. Le petit épiploon est infiltré de graisse et épaissi. Le foie est gros, granuleux.

Nous faisons deux boutonnières au-dessus et au-dessous et constatons l'absence d'adhérences postérieures.

Ligature et section des épiploons par petits paquets.

L'estomac est fermé par un double surjet. Implantation de la section duodénale à un trou fait à la face postérieure de l'estomac (Kocher).

Examen des pièces (Thèse Cunéo. p. 95).

Examen macroscopique. — La partie enlevée comprend le pylore, le vestibule pylorique et une partie du corps de l'estomac.

La petite courbure est occupée par une masse dure, blanchâtre, d'aspect scléreux, se prolongeant dans l'épaisseur du petit épiploon. De cette masse se détache une travée fibreuse, qui déprime le tiers supérieur des parois antérieures et postérieures de l'estomac et donne à ce dernier un aspect en bissac.

A la palpation, toute la région de la petite courbure présente une consistance extrêmement ferme.

On ouvre l'estomac le long de la grande courbure. On aperçoit alors une large ulcération, ayant environ 8 centimètres de diamètre. Le contour de cette ulcération est formé par un bourrelet saillant. Le fonds est tomenteux, rougeâtre, creusé de sillons s'entrecroisant en divers sens et présente un piqueté hémorragique.

A 1 centimètre et demi du bourrelet, la muqueuse gastrique paraît saine.

Le grand épiploon a été détaché au ras de la grande courbure. Il est donc impossible d'être fixé sur l'état des ganglions sous-pyloriques qui n'ont pas été extirpés, on n'aperçoit pas de ganglions au niveau de la petite courbure, mais les graves altérations de cette région rendent leur recherche très difficile et ne permettent pas d'affirmer catégoriquement l'absence de ganglions à ce niveau.

Examen histologique. — L'examen a porté sur une portion du

contour de l'ulcération. L'étude de la coupe avec un faible grossissement montre que la disposition générale de la paroi stomacale est bien conservée. Nous étudierons donc successivement les lésions des différentes tuniques.

1. *Muqueuse.* — A l'une des extrémités de la coupe, la muqueuse n'est pas envahie par le néoplasme ; elle ne présente même que des lésions inflammatoires très atténuées. Lorsqu'on se rapproche du centre de la coupe, on constate un épaississement du tissu connectif interglandulaire et une réduction des acini glandulaires. A cette deuxième zone, succède brusquement le tissu néoplasique. Celui-ci est formé par un amas diffus des cellules épithéliales et par un stroma d'ailleurs très réduit. Les cellules épithéliales sont extrêmement polymorphes. Leur corps protoplasmique est petit, granuleux, fortement coloré en rose par l'éosine, et en rouge brun par le carmin aluné. Le noyau est volumineux, irrégulier, très riche en éléments chromatiques. Sur les préparations coloriées à la safranine, on aperçoit de nombreuses figures karyokinétiques. A la surface du néoplasme, l'épithélium stomacal a disparu. Il est remplacé par une zone nécrotique dont l'épaisseur augmente lorsqu'on se rapproche du centre de l'ulcération.

Le stroma est formé par de fines fibrilles de tissu conjonctif, qui accompagnent les capillaires et par des cellules jeunes de tissu conjonctif. On trouve, par place, de nombreux amas de cellules embryonnaires. Celles-ci sont surtout très abondantes au-dessous de la zone nécrotique superficielle.

2. La *muscularis mucosæ* est bien conservée au-dessous de la muqueuse saine ; plus loin, elle est morcelée par les traînées néoplasiques et finalement disparaît vers le centre du néoplasme.

3. La *sous-muqueuse*, envahie là où la *muscularis mucosæ* est détruite, paraît, au premier abord, indemne au-dessous de la muqueuse saine. Un examen attentif montre qu'il n'en est rien et qu'elle contient à ce niveau de nombreuses traînées néoplasiques qui paraissent placées dans les lymphatiques sous-muqueux.

4. La *musculaire* contient quelques boyaux épithéliaux, il en est de même de la sous-séreuse. Un des troncs lymphatiques sousséreux contient de nombreuses cellules épithéliales.

On trouve à l'union de la musculaire et de la sous-séreuse un nodule arrondi de 450 à 500 µ de diamètre, presque entièrement formé de tissu néoplasique.

Bien que ce nodule ne contienne plus de tissu lymphoïde, sa forme régulièrement arrondie, son encapsulement parfait, son isolement complet du reste du néoplasme (isolement dont j'ai pu me convaincre par des coupes sériées) : tout cela porte à croire qu'il s'agit d'un des ganglions lymphatiques intra-pariétaux, sur lesquels M. Letulle a récemment attiré l'attention. M. Letulle, à qui j'ai montré cette coupe, a d'ailleurs bien voulu confirmer cette interprétation.

Je peux donc conclure à l'existence d'un ganglion lymphatique intra-pariétal envahi.

Suites opératoires. — Pas d'élévation de la température.

Vomissements le lendemain et le surlendemain de l'opération. Sérum dans les jours suivants.

La malade quitte l'hôpital le 29 juin.

SUITES ÉLOIGNÉES. — Revue le 17 décembre 1899, la malade va très bien et pèse 71 kilogr.

Le 30 mai 1901, deux ans après l'opération, M. Hartmann voit la malade. Elle a considérablement engraissé, n'a aucune douleur, très bon appétit. N'a jamais vomi depuis qu'elle est opérée. Apparence générale excellente. Un peu d'adipose. Ventre flasque, intestin un peu météorisé.

Nulle part on ne trouve trace de récidive.

OBS. XIII. — *Cancer du pylore. — Pylorectomie et gastro-duodénostomie. — Guérison.*

Mich..., Marie, 48 ans, employée de commerce, entrée le 6 septembre 1899 salle Chassaignac. La malade a souffert de gastrite il y a 20 ans (vomissement, ballonnement du ventre, flatulence, régurgitations, constipation) qui lui a duré 10 mois.

À la suite, elle a toujours souffert de troubles dyspeptiques, la forçant à faire un choix judicieux des aliments qu'elle digérait le plus facilement

Il y a 6 mois, la malade rend des vomissements bilieux et muqueux. Depuis 1 mois, les symptômes s'aggravent, la malade commence à maigrir et vomit à plusieurs reprises des matières alimentaires peu digérées, de la bile, des glaires. La diarrhée

s'établit. Douleurs fugaces, les vomissements suivent d'une demi-
heure la fin des repas. Il y a 3 semaines, et cela pendant une
dizaine de jours, la malade a rendu des vomissements brunâtres.

A son entrée à l'hôpital, plus de vomissements depuis déjà 5 ou
6 jours, mais l'ingestion des aliments fait naître des douleurs
violentes.

Une tumeur de la grosseur d'une noix, siégeant à 5 centimètres
à gauche de l'ombilic avait été sentie par son médecin 2 mois
auparavant. Elle a augmenté depuis sans pourtant gêner trop la
malade, qui ne ressent que quelques tiraillements, quelques irra-
diations douloureuses dans les reins, surtout à droite et entre les
épaules. Elle a beaucoup maigri et se sent très affaiblie. Il y a
6 mois P = 124 livres, le 28 juillet 1899 P = 106 livres, le 10
septembre P = 88 livres. Urée = 7,686.

Examen. — On trouve, occupant la moitié supérieure de la
région ombilicale, s'étendant un peu plus à gauche qu'à droite,
une masse étalée, légèrement mamelonnée, dure, un peu visible,
prenant un peu lorsqu'on la déprime fortement en arrière le
contact lombaire gauche.

A la percussion un peu forte, cette tumeur donne une sonorité
tympanique à timbre un peu élevé; elle est mobile de bas en haut
et peut être amenée en grande partie vers le bord costal gauche et
à la partie supérieure de la région épigastrique; lorsqu'elle est
dans cette situation, de grands mouvements respiratoires l'abaissent.

Le rein droit s'abaisse de la moitié de sa hauteur. Le foie a sa
matité normale, de même que la rate. Le paroi abdominale est
flasque par suite de l'amaigrissement.

Examen chimique (D᷄ Guinard). — Le contenu de l'estomac,
recueilli une heure après un repas d'épreuve composé de pain
60 gr., eau 250 gr., donne 100 cm³ d'une bouillie blanche se séparant en deux couches : l'une formée par le pain non digéré, l'autre
supérieure par un liquide clair. Pas d'odeur. D = 1015.

Réaction acide au papier de tournesol et à la phtaléine de phénol.
Pas trace d'acide acétique et butyrique. Réaction d'Uffelmann très
nette. Acidité totale exprimée en HCl = 3,65 %. — HCl caracté-
risés par les réactifs de Gunsbourg et de Boas. — Peptones carac-
térisées par la réaction du biuret.

Digestion 3 tubes à essai contenant le :

A) 1ᵉʳ 10 cm³ suc gastrique pur + 0,05 cgr. de blanc d'œuf.

B) 2ᵉ 10 cm³ suc gastrique + 0,05 cgr. de peptone + id.

C) 3ᵉ 10 cm³ suc gastrique + égal volume d'H cl à 2 °/₀ + id.
ont été portés à l'étuve et maintenus à la température de 39° pendant un certain temps.

Les digestions se sont effectuées dans l'ordre suivant : 1° tube C ; 2° tube A ; 3° tube B.

OPÉRATION, le 2 octoble 1899. — Chloroforme : Bourbon. Aides : Cunéo, Chaillous. Incision sus-ombilicale. La tumeur occupe l'estomac, apparaissant à l'extérieur sur sa face antérieure, étendue sur presque toute la petite courbure.

Après effondrement de l'épiploon gastro-hépatique, on trouve libre la face postérieure de l'estomac.

Section du côté pylorique. Implantation du segment pylorique de l'estomac dans l'incision faite à la partie postérieure de la grosse tubérosité conservée.

Examen des pièces (Thèse Cunéo, p. 104).

EXAMEN MACROSCOPIQUE. — La pièce comprend 2 centimètres du duodénum, le pylore et une portion du corps de l'estomac.

La consistance de l'estomac est très augmentée au niveau du pylore et de la petite courbure. Lorsqu'on examine la face antérieure de la pièce, on aperçoit dans le voisinage de la petite courbure une tache blanche d'aspect scléreux ; cette tache, qui présente une hauteur de 1 à 2 centimètres environ, présente par place un aspect marronné et mûriforme. On trouve deux taches analogues près de la grande courbure.

La face postérieure de l'estomac est également indurée dans le voisinage de la petite courbure ; elle est d'aspect normal près de la grande courbure.

L'estomac est ouvert par une section longitudinale, sur le milieu de sa face postérieure.

On aperçoit alors une énorme ulcération, qui occupe le bord supérieur de la région pylorique et empiète sur les deux faces, mais surtout sur la face antérieure. Du côté de l'estomac la section chirurgicale a rasé l'ulcération. Le contour de celle-ci est dentelé, déchiqueté. Il est formé par un bourrelet saillant, qui se continue insensiblement avec la muqueuse gastrique avoisinante.

Le fond de l'ulcération est irrégulier, raviné, surtout au niveau de la petite courbure ; il présente une coloration grisâtre sur laquelle se détache un fin piqueté hémorragique. Le duodénum parait absolument intact.

Lorsqu'on examine la paroi stomacale au niveau de la coupe pratiquée pour ouvrir l'estomac, on constate qu'il existe, surtout au niveau du pylore, un épaississement considérable qui porte sur toutes les tuniques, mais principalement sur la sous-muqueuse et la musculeuse.

La musculeuse a l'aspect de la chair du homard cru ; la sous-muqueuse est remplacée par une bande scléreuse d'où partent des travées blanchâtres, qui s'enfoncent perpendiculairement dans la tunique musculaire.

Le petit épiploon est lardacé. On voit se détacher de l'estomac, près de la petite courbure, des cordons arrondis et bosselés, qui s'enfoncent dans cet épiploon.

La dissection des éléments contenus dans l'épaisseur de ce méso est très difficile. On arrive cependant à isoler un petit ganglion, difficile à distinguer macroscopiquement des lobules adipeux envahis par le néoplasme.

Le grand épiploon contient une chaine de ganglions, augmentés de volume et de consistance. Ces ganglions, très mobiles, sont séparés de la grande courbure par une distance d'environ 2 centimètres.

Examen histologique. — J'ai examiné histologiquement : I. La zone d'extension du néoplasme du côté du cardia ; II. l'insertion stomacale du petit épiploon. III. La partie initiale du duodénum ; IV. Plusieurs ganglions.

I. *Zone d'extension.* — L'examen à un faible grossissement permet de se rendre compte de la topographie générale de la coupe. Celle-ci, pratiquée à la limite de l'ulcération, intéresse toute l'épaisseur de la paroi gastrique.

Les différentes tuniques stomacales sont considérablement épaissies. L'examen, à un plus fort grossissement, permet de préciser leurs lésions respectives.

a) *Muqueuse.* — Vers l'une des extrémités de la coupe, la muqueuse est encore respectée par le néoplasme ; mais elle présente des lésions de gastrite, telles que la dégénérescence de l'épithélium sécréteur des culs-de-sac glandulaires et l'augmentation de volume des espaces conjonctifs interglandulaires. A cette première zone, on en voit succéder une deuxième, caractérisée par une multiplication considérable des culs-de-sac glandulaires ; ceux-ci ont conservé leur aspect typique, bien que, par places, la forme cubique des éléments cellulaires, la réduction du corps protoplasmique et l'augmentation de volume des noyaux accusent la tendance maligne.

Plus loin les formations glandulaires disparaissent progressivement et finissent par être entièrement remplacées par un amas diffus de cellules épithéliales, ne s'ordonnant en aucun point en formations pseudo-glandulaires. Par contre, si la nature sécrétante primitive des éléments néoformés ne se manifeste plus par leur ordination collective, elle s'accuse par la dégénérescence muqueuse que présente individuellement chacune d'elles. Cette transformation muqueuse est extrêmement marquée au niveau de certains ilots, qui présentent l'aspect typique de l'épithélioma à cellules muqueuses ou épithélioma colloïde.

b) La *muscularis mucosæ* est absolument intacte au niveau de la muqueuse normale. Elle présente une série d'altérations graduelles qui vont de l'infiltration discrète par les cellules cancéreuses à la dissociation poussée à un extrême degré. Les amas lymphoïdes, placés au dessus de cette couche musculaire, ont gardé leur aspect normal.

c) La *sous-muqueuse* est envahie par le néoplasme sur toute l'étendue de la coupe, même au dessous de la zone répondant à la muqueuse saine. Dans la sous-muqueuse, le néoplasme revêt surtout l'aspect du carcinome diffus. En certains points, cependant, on retrouve des formations pseudo-glandulaires et des ilots présentant la dégénérescence muqueuse. Les artères et les veines de la sous-muqueuse sont respectées par le néoplasme.

Par contre, je trouve des amas de cellules cancéreuses dans plusieurs troncs lymphatiques, sous-jacents à la muqueuse saine. Ces troncs sont aisément reconnaissables à leur contenu leucocytaire et à leur paroi bien moins différenciée que celles des veinules voisines.

d) La *couche musculaire* est parcourue par de nombreuses traînées épithéliales. D'autres amas cancéreux, plus clairsemés, se montrent dans la couche sous-séreuse.

II. *Insertion stomacale du petit épiploon.* — La coupe, très étendue, intéresse toute l'épaisseur de la paroi gastrique au niveau de la petite courbure, à 1 centimètre environ du petit épiploon. Elle a été pratiquée de façon à sectionner transversalement les gros troncs vasculaires qui coupent la petite courbure.

La *muqueuse et la sous-muqueuse* absolument confondues, sont envahies par des alvéoles d'épithélioma à cellules muqueuses que séparent de minces tractus conjonctifs.

La *musculeuse* très amincie, est morcelée par des trainées néoplasiques présentant ici la structure du carcinome diffus, là au contraire l'aspect de l'épithélioma colloïde.

La *zone sous-séreuse* contient de nombreuses sections vasculaires. Artères et veines sont complétement indemnes.

On n'aperçoit pas tout d'abord les troncs lymphatiques, qui sont les satellites habituels de ces vaisseaux.

Ces troncs sont bourrés de cellules épithéliales ; les altérations que présentent ces lymphatiques sont tellement marquées que rien ne permet d'affirmer, sans conteste possible, leur véritable identité. Mais la situation paravasculaire de certaines trainées, leur forme régulièrement arrondie, l'absence sur la coupe de troncs lymphatiques normaux et, enfin, les données de l'examen macroscopique, qui a montré l'existence à côté des vaisseaux, des cordons indépendants, arrondis et bosselés, tout cela permet d'affirmer la nature lymphatique des trainées en question.

Sur la même coupe en question on rencontre, au dessous du péritoine, la section d'un des ganglions de la petite courbure.

Ce ganglion présente des lésions extrêmement marquées. Le tissu ganglionnaire est presque entier détruit. Seuls quelques follicules ont été respectés.

III. *Partie initiale du duodénum.* — La coupe intéresse le pylore et environ 1 centimètre et demi du duodénum. La masse principale du néoplasme s'arrête brusquement au niveau du pylore et, au premier abord, le duodénum parait absolument sain.

Mais un examen plus attentif montre qu'il existe des cellules cancéreuses à l'intérieur des lymphatiques du duodénum.

Détail curieux, un embolus néoplasique occupe le chylifère central d'une des villosités.

Les autres lymphatiques infectés sont placés dans la sous-muqueuse et au milieu même des glandes de Brünner.

Mais cet envahissement est extrêmement limité et ne s'étend pas au-delà de 2 à 3 centimètres de l'orifice pylorique. Sur tout le reste de son étendue, le duodénum est absolument sain.

Il s'agit, en résumé, d'un épithélioma colloïde ayant envahi la petite courbure et ayant infecté les lymphatiques de la portion toute initiale du duodénum.

IV. *Ganglions.* — J'ai examiné deux ganglions de la grande courbure et trois ganglions de la petite courbure.

a) Les deux ganglions de la grande courbure appartiennent au groupe sous-pylorique. Le premier de ces ganglions a le volume d'un noyau de cerise. Il présente des lésions extrêmement étendues. Les deux tiers environ de la coupe sont occupés par des larges alvéoles d'épithélioma à cellules muqueuses.

Le dernier tiers est formé par du tissu ganglionnaire qui est comme tassé par le néoplasme.

Le deuxième ganglion est gros comme un pois. Encore que moins touché que le précédent, il est déjà fortement envahi. Les amas épithéliaux ont déjà abandonné le sinus périphérique pour se répandre dans les cordons interfolliculaires.

b) Sur trois ganglions de la petite courbure, deux seulement sont envahis. Sur ces deux, l'un présente des lésions d'intensité moyenne. L'autre, au contraire, est au stade de l'infection. On constate la présence dans un de ses lymphatiques afférents d'un gros embolus néoplasique. Cet embolus est arrêté au niveau même du point où le lymphatique afférent va se jeter dans le sinus sous-capsulaire. En arrière de lui se trouvent de nombreuses cellules lymphatiques auxquelles il barre la route.

En coupant le ganglion intéressé par la coupe totale de la petite courbure, j'ai examiné six ganglions para-stomacaux. Sur ces 6 un seul est respecté par le néoplasme.

NOTA. — J'ai injecté une portion de cette tumeur par le liquide picro-osmio-argentique pour rechercher les lymphatiques à l'intérieur même de la masse néoplasique. Je n'ai obtenu que des résultats négatifs.

Suites opératoires. Très bonnes.

SUITES ÉLOIGNÉES. — En mars 1900, P = 112 livres.

A commencé à travailler comme vendeuse. S'est mise à vomir au bout de quelque temps. On sent une tumeur.

En juin 1900 ne pèse plus que 90 livres. Cicatrice à peine visible. Au palper, tumeur étalée au-dessous du rebord costal gauche, dépassant la ligne médiane, descendant en bas jusqu'à deux doigts au-dessus de l'ombilic, mate à la percussion, la matité s'étendant un peu dans l'hypocondre ; un peu de sensibilité à la pression.

En août 1900, la malade vient trouver M. Hartmann pour des douleurs abdominales, des difficultés de digestion survenues depuis 1 mois.

En novembre 1900, récidive manifeste.

La malade n'a plus été revue depuis et n'a pu être retrouvée.

Obs. XIV. — *Cancer du vestibule pylorique. — Pylorectomie. — Gastro-duodénostomie. — Guérison. — Survie de 18 mois.*

J. F..., journalie., 43 ans. Entré à l'hôpital Bichat, salle Jarjavay, le 1er novembre 1899 pour vomissements et amaigrissement.

A l'*inspection*, la peau de la région épigastrique est lisse, modérément tendue, on ne constate la présence d'aucune tumeur.

A la *palpation*, rien de particulier non plus ; elle n'est pas douloureuse et ne s'accompagne pas de contracture.

A la *percussion*, l'estomac ne paraît pas dilaté, il est assez haut ; son bord inférieur était distant de 4 doigts de la ligne ombilicale (pas de clapotement), faisant à peine une saillie d'un centimètre à droite de la ligne médiane pour s'étendre tout entier à gauche de cette ligne. La distension par les poudres effervescentes démontre une grande augmentation de la zone sonore.

Recherchées avec le phonendoscope, les limites de l'estomac ont beaucoup varié ; l'inférieure descend jusqu'à un doigt au-dessus de l'ombilic et la plus grande dilatation se produit aux dépens de la grosse tubérosité.

Le malade, qui répond très mal aux questions, croit se souvenir que son affection date de 8 ans. A la suite d'excès alcooliques et absinthiques il a eu un accès de delirium.

Diminution de l'appétit, crampes d'estomac. Il est soigné pour gastrite alcoolique. Etat stationnaire pendant 3 mois.

Depuis, le malade a parfois, mais assez rarement, des vomissements alimentaires abondants, survenant surtout après des excès de boisson et se produisant d'ordinaire le matin, accompagnant les pituites ordinaires.

Pas de douleur. Le malade déclare être resté dans cet état pendant 7 ans.

Il y a 1 an à peu près, tous les 4 ou 5 jours, vomissements 3 ou 4 heures après le repas du midi et vers 3 heures du matin. Vomissements alimentaires, parfois un peu bilieux, sans débris d'aliments ingérés les jours précédents.

Depuis 3 mois le malade se met au lait et aux œufs. Ses vomissements changent un peu de nature. Ils deviennent bilieux et plus abondants, quelquefois aigres et acides.

Il y a 1 mois, il entre dans le service du professeur Hayem, dont il est renvoyé à Bichat.

Il est mis au régime lacté absolu et ses vomissements cessent. Jamais de douleurs, ni d'hématéméses, ni de melœna. A maigri de 15 kilog. en 6 mois.

Avant l'opération on vide son estomac à deux reprises, à jeun. On recueille très peu de liquide jaunâtre, ne sentant pas mauvais. Urée = 10,248. P = 53 kilog.

OPÉRATION, le 10 novembre 1899 par M. HARTMANN. Chlorofor. : Bourbon, Aides : Gosset, Bernard. Incision sus-ombilicale, juxta-médiane. L'estomac se laisse facilement amener. La région pylorique offre une teinte un peu plus grise que d'habitude, sans altération du revêtement épithélial. Au palper, cette région est le siège d'un épaississement manifeste.

Petits ganglions le long des deux courbures. Ligature des épiploons par petits paquets.

L'estomac est enlevé. Fermeture de la section gastrique.

Implantation un peu difficile du duodénum à un trou fait à la face postérieure de l'estomac.

Au cours de l'opération, on a dû faire un débridement transversal à droite de la paroi pour se donner plus de jour.

Examen des pièces (Thèse Cuséo, p. 109).

EXAMEN MACROSCOPIQUE. — Le segment enlevé comprend le pylore et le vestibule pylorique. Il a une longueur moyenne d'environ 12 centimètres. La résection a été très étendue du côté de la petite courbure.

L'aspect extérieur de la pièce est normal. La consistance de la région pylorique et de la petite courbure est légèrement augmentée.

On ouvre l'estomac au niveau d'une ligne occupant le milieu de la face postérieure et parallèle aux deux courbures. On aperçoit alors, un peu à gauche du pylore, une ulcération assez régulièrement arrondie, d'un diamètre moyen de 20 à 25 millimètres. Cette ulcération est distante de la section chirurgicale droite de 15 à 18 millimètres. Elle est séparée de la section chirurgicale gauche par une distance d'environ 7 centimètres. Le fond de l'ulcération est irrégulier et tomenteux ; il est recouvert par un caillot noirâtre faiblement adhérent. L'ulcération est entourée par un bourrelet très irrégulier, de hauteur très variable et taillé à pic du côté de la face ulcérée.

A gauche de l'ulcération, l'infiltration néoplasique s'arrête brusquement ; à quelques millimètres du bourrelet, la muqueuse paraît saine. J'ai d'abord cru, à l'examen macroscopique, que l'infiltration s'arrêtait au niveau de la jonction du pylore et du duodénum.

L'examen histologique m'a montré, comme nous le verrons plus loin, que la section a porté sur le pylore même et n'a pas atteint le duodénum.

Il s'agit donc, en réalité, d'un épithélioma prépylorique. A droite de l'ulcération, la muqueuse gastrique est au contraire fortement altérée. Elle présente une coloration rouge sur laquelle se détachent des îlots plus pâles, à contours très irréguliers ; sa consistance est plus ferme que celle de la muqueuse stomacale saine.

Ces caractères sont surtout marqués au niveau de la petite courbure et on a en ce point la sensation d'une infiltration profonde. Le contour de cette zone infiltrée, périulcéreuse, est extrêmement déchiqueté. Sur plusieurs points, il est d'ailleurs difficile de préciser exactement la limite des parties saines et des parties malades.

Le grand épiploon, d'apparence normale, contient trois ganglions du volume d'un haricot : ces ganglions appartiennent au groupe sous-pylorique. Le petit épiploon contient également trois ganglions plus petits, mais beaucoup plus durs que les précédents.

EXAMEN HISTOLOGIQUE. — L'examen histologique a porté :

I. Sur le bord de l'ulcération.

II. Sur la zone d'extension vers le cardia.

III. Sur la zone d'extension vers le pylore.

IV. Sur les ganglions.

I *Bord de l'ulcération*. — L'examen de la *muqueuse*, à un faible grossissement, montre que la coupe a intéressé le bourrelet, limitant l'ulcération et les parties adjacentes.

Sur le versant du bourrelet, opposé à l'ulcération, on aperçoit,

vers l'extrémité de la coupe, une partie de muqueuse chronique-
ment enflammée, mais encore respectée par le néoplasme. Le
bourrelet est entièrement constitué par du tissu cancéreux. Celui-ci
est formé par des tubes pseudo-glandulaires, dont la forme et les
dimensions sont des plus variables. Ces tubes sont tapissés par des
cellules cylindriques basses, à corps protoplasmique réduit, à

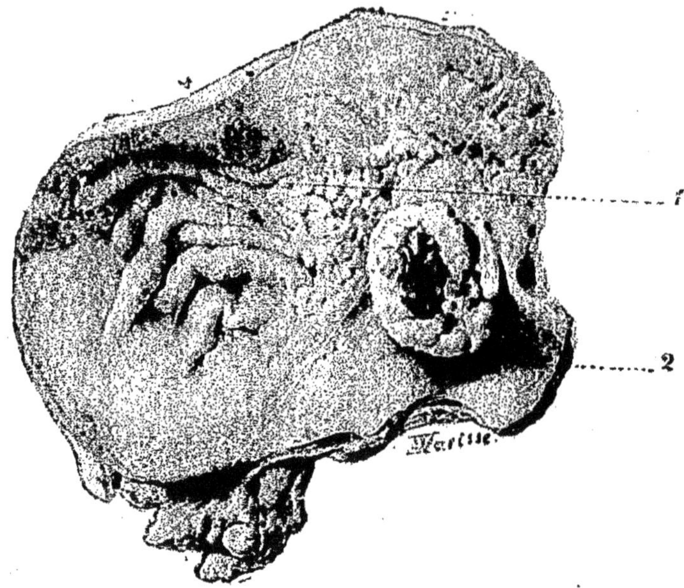

Fig. 3. — Cancer du vestibule pylorique (Thèse Cexio, p. 63). — 1. Prolongement
longeant la petite courbure. — 2. Pylore.

noyau très volumineux. Dans certains points, ces tubes perdent
leur lumière et se transforment en boyaux pleins ; en d'autres
endroits, ils subissent la dégénérescence muqueuse et prennent
l'aspect des alvéoles de l'épithélioma colloïde. On trouve ainsi, par
places, une dégénérescence myxomateuse du stroma.

La *sous-muqueuse* présente une remarquable intégrité et ne contient que de rares trainées épithéliales para-vasculaires.

La *musculeuse*, sillonnée par de nombreux amas de cellules embryonnaires, paraît absolument indemne de tout envahissement

néoplasique. La *couche sous-séreuse* est également respectée. Les troncs lymphatiques sous-péritonéaux sont remplis par une substance homogène, d'aspect muqueux, colorée en rose par l'éosine, en bleu clair par la thionine ; mais ils ne contiennent pas de cellules épithéliales.

II. *Zone d'extension vers le cardia.* — Dans cette zone, les lésions portent surtout sur la muqueuse, qui présente une série de modifications conduisant des lésions de la gastrite chronique à l'épithélioma. L'infiltration de la sous-muqueuse s'arrête avant la limite des lésions de la muqueuse ; j'insiste sur cette particularité absolument anormale.

La *musculeuse* et la *sous-séreuse* sont indemnes. Comme sur la coupe précédente, les lymphatiques sont gorgés de mucus, sans contenir d'éléments néoplasiques.

III. *Zone d'extension vers le pylore.* — L'examen de cette coupe montre tout d'abord que la section n'a pas porté sur le duodénum comme pouvait le faire croire l'examen macroscopique. L'infiltration de la sous-muqueuse s'étend à ce niveau, au-dessous de la muqueuse saine.

De plus, on trouve dans la sous-muqueuse et à la partie profonde de la muqueuse, en apparence saines, des vaisseaux lymphatiques remplis de cellules cancéreuses.

Ces vaisseaux sont distants de plus de 1 centimètre de la masse principale du néoplasme et très voisins de la surface de section.

IV. *Ganglions.* — J'ai examiné deux ganglions sous-pyloriques et deux ganglions de la petite courbure.

a) Les deux ganglions sous-pyloriques avaient l'un le volume d'un pois, l'autre le volume d'un haricot.

Leurs lymphatiques afférents, le sinus sous-capsulaire et tout le système caverneux sont gorgés de cette même substance muqueuse que nous avons rencontrée dans les lymphatiques de la tumeur.

Cette injection a, par places, mis fortement en évidence le réticulum du ganglion. Par contre, en d'autres points, elle a fortement gêné la coloration. Aussi, bien que les ganglions ne m'aient pas paru contenir de cellules néoplasiques, je ne saurais être très affirmatif sur ce point.

b) Les deux ganglions de la petite courbure sont beaucoup plus petits que les précédents, mais ont une consistance plus ferme. Ils présentent tous les deux des lésions peu avancées. Dans l'un on ne trouve des cellules néoplasiques que dans une partie assez limitée du sinus sous-capsulaire; quelques-unes de ces cellules tendent cependant à s'engager entre les follicules et à gagner le centre du ganglion.

La plupart de ces cellules présentent la dégénérescence muqueuse. — Le deuxième ganglion est encore moins touché que le précédent. Il ne contient que de rares cellules épithéliales. En revanche, il présente des lésions très avancées de sclérose.

En résumé, il s'agit dans ce cas d'un épithélioma cylindrique métatypique ayant de la tendance à évoluer suivant les points considérés vers le carcinome atypique ou l'épithélioma à cellules muqueuses.

Les ganglions de la grande courbure sont sains. Les ganglions de la petite courbure présentent des lésions d'envahissement au début

Suites opératoires. — Le malade a de la fièvre les 2°, 5°, 6° et 7° jour. Abcès incisé. Crise de hoquet. Le malade sort le 20 décembre. Il pèse 52 kilog. 500 le 15 décembre.

SUITES ÉLOIGNÉES. — Revu le 17 juillet 1900, le malade va bien, il mange de tout.

Entré à Lariboisière le 16 février 1901, le malade dit avoir beaucoup engraissé à la suite de l'opération et n'avoir plus eu de vomissements. P = 70 kilog.

Mais, depuis 1 mois à peu près, son appétit diminue, il souffre un peu partout dans l'abdomen, surtout au niveau des hypocondres. 2 vomissements il y a 4 jours après les repas.

État général médiocre. Pas d'appétit, mal en train.

État local. — Eviscération légère au niveau de la cicatrice en ⊥. En déprimant en ce point on sent dans la profondeur, exactement sur la ligne médiane, une portion arrondie, un peu mobile, douloureuse.

Cœliotomie exploratrice le 13 mars 1901. On trouve des adhérences épiploïques et récidive dans les ganglions de la petite courbure. Récidive, inextirpable. La guérison opératoire est obtenue.

Le malade quitte l'hôpital et meurt le 15 avril 1901, 18 mois après la première intervention.

La récidive semble s'être faite 15 mois après l'opération.

Obs. XV. — *Cancer du pylore.* — *Pylorectomie.* — *Gastro-enté-rostomie postérieure.* — *Mort 21 jours après l'opération de pneumonie grippale.*

Julie C. .., 42 ans, cuisinière. Entrée le 10 novembre 1899, salle Chassaignac.

La malade entre à l'hôpital pour des douleurs d'estomac.

L'apparition de ces douleurs remonte à plusieurs années, elles se produisent surtout au moment des règles, siégeant au niveau du creux épigastrique et dans la région dorsale au niveau des fausses côtes gauches. Peu vives au début, les douleurs sont devenues de plus en plus intenses, en même temps qu'elles augmentaient de fréquence, elles succédaient au repas et cessaient après un vomissement alimentaire. Ces vomissements survenaient surtout après un repas copieux ou une émotion morale.

La malade signale, outre ces vomissements alimentaires, des évacuations matutinales d'un liquide jaune, assez abondant (2 verres au moins). Ces vomissements étaient presque journaliers. Il y a 2 ans, elle a tout-à-coup senti un violent malaise pendant la nuit et a eu un vomissement noirâtre très abondant. En même temps, elle présentait de la diarrhée, mais elle ne peut préciser la couleur de ses selles, qui étaient cependant plutôt noirâtres.

Le lendemain, la malade, très fatiguée, a pu cependant se lever et travailler. Dans la journée, elle a vomi tous les aliments ingérés. Depuis cette époque, les douleurs ont beaucoup augmenté et se sont étendues à tout le dos.

En avant, elle restent toujours localisées au creux épigastrique. Les vomissements persistent avec les caractères indiqués plus haut. A la fin des vomissements la malade rend toujours quelques filets de sang rouge.

Les vomissements du matin ont cessé ; dans ces deux dernières années la malade n'en a eu qu'un, formé par un mélange de bile et de liquide noir.

La diarrhée a cessé il y a 6 mois et a été remplacée par une constipation opiniâtre, la malade est parfois restée 8 jours sans avoir de selles.

La déchéance de l'état général est extrême. Dans l'été de 1897 elle pesait 70 kilog., en septembre 1899 elle ne pesait plus que 55 kilog. Actuellement elle est tombée à 50 kilog.

La malade, autrefois très colorée, a pâli depuis 2 ans.

Pas d'antécédents héréditaires. Réglée à 10 ans. A 11 ans, interruption des règles pendant 2 ans. En même temps apparaissent des vomissement rosés au moment des époques. Variole à 12 ans.

Il y a 5 mois hémorragie utérine abondante avec expulsion de caillots, survenant après interruption des règles pendant 1 mois. Accouchement à l'âge de 25 ans. Enfant mort de méningite.

Opération, le 17 novembre 1899 par M. Hartmann. — Chlorof. : Bourbon. Aides : Cunéo, Bernard. L'incision paramédiane sus-ombilicale montre que le pylore est le siège d'un cancer. La région pylorique présente une teinte grisâtre, elle est légèrement déprimée et semble mobile sur les parties profondes. Nous pratiquons au-dessus du pylore une petite incision du ligament gastro-hépatique et nous explorons ainsi la face postérieure du pylore, qui nous paraît libre. Nous incisons également le grand épiploon dans le même but d'exploration ; nos doigts ne peuvent se rencontrer. Nous commençons alors la ligature des épiploons par petits paquets. Nous apercevons dans le grand épiploon un gros ganglion dur, du volume d'une noisette, placé à une certaine distance de la grande courbure.

Désirant enlever ce ganglion avec la tumeur, nous sommes amenés à étendre la résection du grand épiploon et à réséquer ainsi une partie du mésocolon transverse. La double section entre deux pinces du duodénum et de l'estomac est ensuite pratiquée. La tumeur est cependant encore maintenue par une fusion de sa face postérieure avec le mésocolon et le pancréas. Nous devons réséquer une lame superficielle de ce dernier organe, ce qui provoque une légère hémorragie. La section gastrique est fermée par le double surjet total et séro-séreux.

Nous commençons alors l'implantation du bout duodénal. Mais l'aide chargé d'amener le duodénum au contact de l'estomac tient si mal la pince compressive qu'il arrache l'intestin. Nous devons défaire notre surjet séro-séreux, commencer par réséquer le fragment déchiré et fermer le bout duodénal, désormais trop court pour être implanté. Nous terminons par une gastro-entérostomie postérieure, que nous exécutons en faisant passer l'anse jéjunale à travers le trou accidentel fait au mésocolon au cours de l'ablation de la tumeur.

Examen des pièces (Thèse Cunéo, p. 111).

EXAMEN MACROSCOPIQUE. — La pièce examinée après rétraction, comprend un centimètre de duodénum et une portion de l'estomac, mesurant 6 centimètres au niveau de la petite courbure, 10 centimètres au niveau de la grande.

La plus grande partie de la face antérieure de la pièce présente une coloration normale.

Mais on remarque près de la grande courbure, à 3 centimètres du pylore, une encoche au niveau de laquelle la séreuse est soulevée par une traînée d'aspect squirreux. Toute la région de la petite courbure présente des lésions de même ordre, mais beaucoup plus accentuées. Sur la face postérieure, on constate le même aspect squirreux de la région qui avoisine la petite courbure. Le ligament pancréatico-pylorique est épaissi et lardacé. L'artère gastro-épiploïque droite, dont le segment rétro-pylorique a été réséqué avec le néoplasme, est entourée par une gangue scléro-lipomateuse, dans laquelle sont placés plusieurs ganglions.

Ouverture de l'estomac sur sa face antérieure, par une section parallèle aux courbures. Toute la région pylorique est occupée par une vaste ulcération annulaire. Le fond de cette ulcération est assez régulier, à peine mamelonné, présentant quelques fissures peu profondes. Du côté du duodénum, l'ulcération est limitée par un bourrelet très saillant nettement limité. La muqueuse duodénale est un peu épaissie, mais sa consistance est molle et elle paraît être indemne de tout envahissement néoplasique. Du côté stomacal, le bourrelet limitant est moins saillant et plus sinueux. Comme toujours, le néoplasme pousse un prolongement vers la petite courbure. Ce prolongement n'est pas ulcéré ; il se présente sous la forme d'une saillie mamelonnée, de coloration rougeâtre, ses limites sont indécises ; son extrême pointe a été enlevée par la suture, l'extirpation a donc été incomplète.

Le grand épiploon contient 4 à 5 ganglions (ganglions sous-pyloriques), dont l'un a le volume d'une cerise. Les ganglions rétro-pyloriques forment un paquet adhérent à l'estomac et qui a été détaché avec peine de la face antérieure du pancréas. On n'aperçoit qu'un seul ganglion, très petit mais très dur, le long de la petite courbure.

EXAMEN HISTOLOGIQUE. — J'ai examiné histologiquement :

I. Un fragment de la tumeur au niveau de sa zone d'extension vers le cardia.

II. La portion initiale du duodénum.

III. Plusieurs ganglions.

I. *Tumeur.* — L'examen à un faible grossissement montre que la coupe a intéressé la totalité de la paroi gastrique au niveau de la zone d'extension du néoplasme. L'épaisseur de cette paroi est

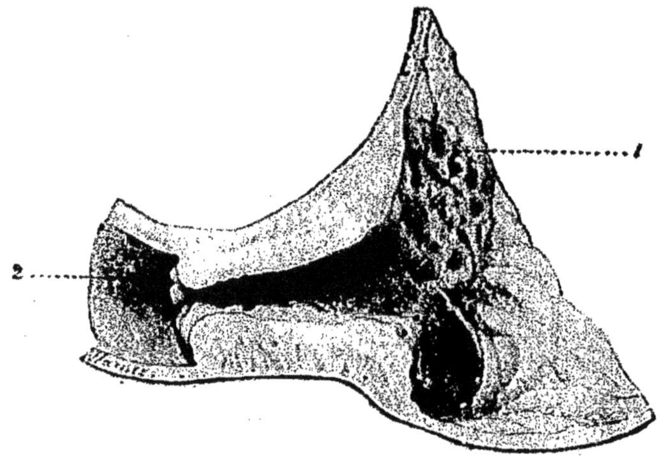

Fig. 1. — Cancer du pylore. — Gastrectomie. M. Hartmann (Thèse Cusco, p. 41). — L'estomac est ouvert par sa face antérieure. La tumeur pousse un prolongement 1 vers la petite courbure 2. Elle s'arrête brusquement au niveau du duodénum.

considérablement augmentée. L'épaississement porte sur toutes les tuniques, mais surtout sur la sous-muqueuse. L'examen à un fort grossissement permet de préciser les lésions.

a) La *muqueuse* est saine sur une petite étendue, répondant à la périphérie du segment examiné. Mais elle ne tarde pas à présenter de notables modifications lorsqu'on se rapproche du centre du néoplasme. Ces modifications consistent d'abord en productions adénomateuses multiples, qui conduisent graduellement au type de l'épithélioma cylindrique métatypique.

Dans le cas particulier, les culs-de-sac néoformés ont une forme des plus irrégulières. En venant s'ouvrir à la surface de l'organe, ils déterminent la formation de saillies villeuses, qui sont atteintes par la coupe sous les incidences les plus variées. Des végétations analogues font saillie dans la lumière des tubes, donnant à leur section un aspect dendritique tout particulier. Ces tubes sont tapissés par des cellules cylindriques à protoplasma granuleux, à noyau volumineux.

Ces cellules se disposent tantôt en une assise unique, tantôt en deux ou trois couches. En certains endroits, les tubes épithéliaux perdent leur lumière et se transforment en cordons pleins.

En d'autres points, il y a une dégénérescence muqueuse complète des éléments épithéliaux et formation d'îlots d'épithélioma colloïde.

Le stroma est extrêmement riche en éléments cellulaires jeunes. Il présente par places une dégénérescence spéciale. Il prend l'aspect d'une masse homogène colorée en rose uniforme par l'éosine, en bleu clair par la thionine et dans laquelle se trouvent des débris nucléaires prenant très mal les colorants.

b) La *muscularis mucosæ*, intacte au niveau de la muqueuse saine et de la zone de polyadénome, est d'abord morcelée, puis finalement détruite, lorsqu'on se rapproche du centre de la coupe.

A ce niveau les tubes épithéliaux envahissent la sous-muqueuse, qui est entièrement infiltrée.

c) De nombreuses traînées sillonnent la *musculaire* et viennent s'étaler sous la *séreuse* où elles forment un réseau de boyaux pleins anastomosés entr'eux.

II. *Partie initiale du duodénum.* — La coupe a intéressé le pylore et la partie initiale du duodénum. La masse principale du néoplasme s'arrête brusquement au niveau du pylore : à première vue, le duodénum paraît entièrement respecté. En fait il existe cependant une traînée néoplasique dans la musculaire duodénale, à environ 1 millimètre de l'orifice pylorique. Dans le reste de son étendue, le duodénum est absolument normal. On peut donc, dans ce cas, le considérer pratiquement comme sain.

III. *Ganglions.* — J'ai examiné 3 ganglions.

1. Le premier est le plus volumineux des ganglions souspyloriques. Il occupe la partie moyenne du groupe. Il a subi une dégénérescence épithéliale complète. Le tissu ganglionnaire a presque entièrement disparu et ce n'est qu'avec difficulté que je peux retrouver un follicule, presque méconnaissable. Les formations épithéliales que contient le ganglion revêtent le type de celles de la tumeur mère.

Comme dans celle-ci, le stroma conjonctif présente cette dégénérescence particulière que j'ai déjà signalée.

Il est intéressant de rapprocher cette dégénérescen.. de l'absence complète de vaisseaux dans le tissu néoformé et de l'oblitération des veines capsulaires du ganglion par des bouchons néoplasiques.

2. Le deuxième ganglion examiné appartient au groupe rétro-pylorique. Il présente comme le précédent, des lésions très avancées. On aperçoit sur la coupe, à côté du ganglion, un énorme tronc veineux, qui n'est autre que la veine gastro-épiploïque droite. Cette veine est presque entièrement remplie de boyaux épithéliaux.

3. J'ai examiné en troisième lieu un ganglion de la petite courbure. Il présente des lésions de même ordre que celles des ganglions précédents ; mais elles sont beaucoup moins marquées. La topographie générale du ganglion est conservée. Certains lymphatiques afférents contiennent, au voisinage de leur terminaison, de nombreuses cellules cancéreuses. L'atmosphère graisseuse périganglionnaire est indemne.

En résumé, tous les groupes ganglionnaires sont pris, les lésions sont plus marquées au niveau des ganglions de la chaîne gastro-épiploïque droite qu'au niveau des ganglions de la petite courbure.

Suites opératoires. — 1er jour. Léger choc : Caféine, éther, 1,250 gr. de sérum. T = 36,9 ; P = 80.

2e jour. La malade a quelques vomissements. T = 37,4.

3e jour. T. m. = 37,2, T. s. = 37,6 ; P = 120. Urines = 1,000 gr. 1/2 litre de lait, champagne.

4e jour. La température se maintient à 37°, le pouls continue à osciller entre 120 et 110 pulsations. La malade rend des gaz par l'anus, un lavement provoque une selle.

5e, 6e, 7e jours. Etat satisfaisant. 1 selle spontanée le 7e jour.

L'examen des poumons dénote une légère submatité aux deux bases, mais principalement à droite. On note de ce côté du souffle et des bouffées de râles. P = 120. T = 38. Ventouses, caféine.

Pendant huit jours, cet état se maintient stationnaire avec des alternatives de rémission et d'aggravation.

Le 19e jour l'état s'aggrave ; la malade succombe avec des phénomènes de collapsus cardiaque le 8 décembre 1899, 21 jours après l'intervention.

Autopsie. — Est pratiqué 36 heures après la mort.

Les deux poumons sont congestionnés surtout au niveau des lobes inférieurs ; les bronches sont remplies de pus. — Le ventricule droit contient de nombreux caillots.

Suture de la laparotomie normale. Les anses grêles ne présentent rien de particulier. Reins, utérus, annexes saines. On enlève d'un même bloc le foie, l'estomac, le duodénum, le pancréas. Foie normal ; pas de nodules secondaires.

Bouche gastro-jujénale fonctionnant normalement.

Les sutures d'occlusion du duodénum et de l'estomac sont en parfait état. La section de l'estomac est placée tout près du cardia. On trouve à ce niveau un ganglion légèrement augmenté de volume, qui sera examiné ultérieurement. Tous les autres ganglions paraissent macroscopiquement sains.

Obs. XVI. — *Cancer du pylore. — Pylorectomie. — Gastro-duodénostomie. — Guérison.*

Peyr…, Victorine, 28 ans, journalière. Entrée à l'hôpital d'Ivry, salle Cruveilhier, le 30 janvier 1900.

La malade a toujours été bien portante jusqu'en 1896.

Pas de troubles gastriques. 1 enfant il y a 5 ans, mort de broncho-pneumonie. Elle a eu un autre enfant vivant, âgé de 2 ans et demi, une fausse couche il y a un an.

Pendant les derniers mois de l'allaitement de la fillette (allaitement qui a duré 18 mois), la malade souffrait de crampes d'estomac pendant une période de 8 jours chaque mois au moment des règles. Les douleurs survenaient 3 ou 4 heures après le repas de midi et duraient une demi-heure environ. Pas de vomissement. État général satisfaisant.

Au début de 1899, une fausse couche de 5 mois survenue sans motif apparent, a beaucoup fatigué la malade.

Les douleurs sont devenues plus fréquentes et la malade a maigri. Sous l'influence d'un régime spécial (lait, purées et viande), les douleurs ont disparu, l'état génér al s'est amélioré et la malade a repris un peu d'embonpoint. L'amélioration n'a duré que 3 mois. La cessation du régime lacté ramène une recrudescence des douleurs. Jamais de vomissements. Melœna depuis octobre 1899.

Soignée à St-Antoine dans le service du Dr Hayem, la malade voit ses douleurs diminuer, mais l'amaigrissement fait des progrès. A son entrée elle pesait 86 livres, au bout de 3 semaines elle pèse 78 livres.

Examen gastrique. — Pratiqué le 11 janvier 1900. Service du Pr Hayem (CARRION).

On ne retire pas de liquide à jeun.

On administre un repas d'épreuve.

1°) après 30 minutes le liquide extrait est assez abondant, mal émulsionné.

$$A = 128 \qquad F \text{ chlore minéral fixe} = 138$$
$$H = 7 \qquad \text{Coefficient} \quad \frac{A - H}{C} = 0,87$$
$$C = 139 \qquad \text{Coefficient} \quad \frac{T}{F} = 2,06$$
$$H + C = 146$$

Chlore total $T = 281$

2° Après 60 minutes : liquide assez abondant, mal émulsionné :

$$A = 293 \qquad\qquad T = 523$$
$$H = 117 \qquad\qquad F = 131$$
$$C = 275 \qquad\qquad \text{Coefficient} \quad \frac{A - H}{C} = 0,65$$
$$H + C = 392 \qquad\qquad \frac{T}{F} = 4,06$$

3° Après 90 minutes : liquide peu abondant :

$$A = 168 \qquad\qquad T = 320$$
$$H = 53 \qquad\qquad F = 146$$
$$C = 121 \qquad\qquad \text{Coefficient} \quad \frac{A - H}{C} = 0,95$$
$$H + C = 174 \qquad\qquad \frac{T}{F} = 2,40$$

A son entrée à l'hôpital d'Ivry, on constate un amaigrissement très accusé, lèvres décolorées, peau flasque. Poids : 38 kilog.

La malade ne se plaint que d'un peu de céphalée. Léger mouvement fébrile pendant 3 jours. L'abdomen est excavé, épines iliaques saillantes. Légère voussure un peu au-dessus et à gauche de l'ombilic.

Examen local. — La palpation est facile, le ventre souple permet de délimiter une tumeur elliptique mesurant dans son diamètre horizontal 10 centimètres, et 5 centimètres dans son diamètre vertical.

DEFOSSEZ.

Son bord inférieur est sur une horizontale passant par l'ombilic; son bord droit dépasse la ligne médiane de 2 centimètres environ. Cette tumeur est légèrement bombée. A l'extrémité droite surtout on peut sentir deux noyaux gros comme des noisettes. La tumeur est légèrement mobile surtout dans le sens transversal.

Après distension de l'estomac, la tumeur se porte à droite de la ligne médiane avec grand axe oblique en bas et à gauche; l'ombilic correspond alors au quart inférieur de la tumeur. La sonorité s'étend au-dessous et surtout à gauche de la tumeur.

La palpation n'est pas douloureuse. Pas de ganglions dans les aines et au cou.

Poumons : Ne tousse pas. Au sommet droit, sonorité diminuée, très léger affaiblissement du murmure vésiculaire, exagération des vibrations vocales à la palpation.

Cœur : A la base, à gauche du sternum, souffle doux, systolique ou peut-être mésosystolique, qui diminue d'intensité dans la position assise.

Urines : Pas de sucre, pas d'albumine.

Opération, le 4 février 1900. — Chlorof. Latron. Aides : Gosset, Godmean. Incision sus-ombilicale. Grosse tumeur stomacale voisine du pylore. Nous effondrons l'épiploon gastro-hépatique. La tumeur nous semble mobile, libre d'adhérences en arrière. Immédiatement, nous attirons fortement l'estomac à droite, faisant relever le foie, et nous lions la coronaire dans l'aileron, qui la supporte, tandis que la partie intermédiaire à la tumeur et à cette région ne contient rien. 2 ganglions se trouvent immédiatement au-dessous de la ligature.

Pince, section, ligature de la gastro-épiploïque, effondrement du grand épiploon à 2 centimètres de l'estomac.

Pince courbe à mors élastiques disposée sa concavité à gauche. On applique deux autres pinces. Nous sectionnons. Nous rabattons l'estomac à droite, liant par petits paquets l'épiploon. Un coup de sonde déchire le péritoine dans l'angle pancréatico-duodénal et met à découvert immédiatement l'artère gastro-duodénale sans veine concomittante. Nous la lions, puis continuons la libération de la tumeur. Il y a des ganglions rétro-pyloriques, d'autres fusionnés avec le mésocolon, que nous réséquons dans presque toute sa longueur, sur une largeur de 3 cent. Fermeture par une double suture de l'incision stomacale qui porte contre le cardia. Pincement du duodénum, section, ablation de 2 ganglions, qui longent le bord inférieur du duodénum. Ligature de quelques veinules ou très petites artérioles pancréatiques, qui saignent. Implantation du duodénum dans un trou fait à la face postérieure de l'estomac. Suture du V réséqué du mésocolon. Fermeture à un étage au crin de Florence.

Examen des pièces.

Examen macroscopique. — La portion enlevée a la forme d'un cône irrégulier avec axe incurvé. On a retranché 10 centimètres d'estomac suivant la petite courbure, 18 cent. le long de la grande courbure, petits ganglions gros comme des pois, un autre ganglion du volume d'une noisette au niveau de la section de la coronaire.

De petits ganglions longent la grande courbure et sous le pylore on trouve un gros ganglion.

Au voisinage du pylore la face péritonéale est bombée.

On pratique une incision sur la paroi antérieure de l'estomac, intéressant une petite partie de la tumeur; on tombe alors sur un cratère sensiblement rond de 9 centimètres de diamètre. A ce niveau la paroi de l'estomac est légèrement bosselée et a une consistance ferme, elle mesure 1 centimètre à 1 centimètre et demi d'épaisseur. La bordure forme un relief de 1 centimètre au-dessus du fond, elle est ondulée et bourgeonnante et affleure la valve pylorique. Le néoplasme couvre la circonférence du canal pylorique, sauf au niveau de la petite courbure, où il existe une bande de 2 centimètres environ de large, qui parait saine. La section opératoire a intéressé le duodénum à 2 centimètres des parties malades et au niveau de la grande courbure à 3 centimètres environ de la tumeur.

Examen histologique. — L'examen histologique fait dans le laboratoire de M. le professeur Hayem, montre qu'il s'agit d'un épithélioma cylindrique alvéolaire.

Suites opératoires. — Élévation de la température le 2e et surtout le 3e jour (39°,4). Elle reste assez élevée (38°,4) pendant 3 jours. Elle tombe alors à 37°,5 mais remonte à 40°,4 le 9e jour. La défervescence se fait en lysis, elle n'est complète que le 28 février.

La diarrhée s'établie le 11 pour ne cesser que le 21 février.

On pratique au début des lavages de l'estomac, qui ne font pas baisser la température.

La malade est soutenue par du sérum (10 litres 500 en 17 jours), du lait, bouillon et œufs.

Elle pesait 38 kilog. le 4 février, 35,500 le 6 mars et 36 le 13 mars, jour de sa sortie de l'hôpital.

SUITES ÉLOIGNÉES. — Le 17 mai 1901, 15 mois après l'opération, nous revoyons la malade, qui dit s'être bien portée jusqu'à il y a 1 mois. Actuellement elle se plaint de douleurs dans le dos. Aucune douleur au niveau de la cicatrice. Pas trace de récidive.

Le 1er juin M. Hartmann examine la malade et ne constate pas trace de récidive. La malade, très pâle avant et peu après l'opération, a repris d'excellentes couleurs.

Elle mange bien, avec appétit. Elle s'alimente surtout avec des purées de viandes hachées, à cause du mauvais état de sa dentition. Elle peut vaquer aux soins de son ménage et se livrer à des travaux de couture.

Examen chimique pratiqué à l'hôpital Audral, par M. Laboulaye. La malade étant à jeun depuis la veille, on constate un léger froissement par la succussion digitale. On ne peut extraire que 4 ou 5 cm³ d'un liquide muqueux fortement teinté de bile. On fait un lavage avec 200 cm³, qui sont extraits en totalité et qui ne contiennent qu'un peu de mucus et de bile.

Après une demi-heure de repos, on fait prendre le repas d'épreuve.

Échantillon provenant d'un repas d'épreuve.

Repas. Ewald. 400 cm³.

Extraction après 1 heure. Volume de l'échantillon 45 cm³.

Examen physique. — Bouillie peu homogène, de consistance épaisse, constituée par des débris de pain nombreux assez bien divisés. Mucus très abondant. Filtration lente. Résidu abondant. odeur normale, peu accentuée. Couleur normale.

Examen qualitatif. — Vert . . . . . { Réaction immédiate 0
— Brillant . . . { Décoloration 0
— Réaction de Gunzbourg 0
— Acide lactique . . { Réaction directe . . Très nette.
{ Liqueur éthérée . . Très nette.
— Peptones . Traces très faibles.

Examen quantitatif. — A =   43
—   T   = 171   Tous les chiffres expriment
—   H   = 0   des milligrammes pour
—   G   = 55   100 cm³ de suc.
—   H + C = 55
—   F =   116

Volume total au moment de l'extraction.

V = 187 cm³

Obs. XVII. — *Cancer du pylore.* — *Pylorectomie.* — *Gastro-duodénostomie.* — *Guérison.*

Mme M..., opérée à la maison de santé de la rue Bizet.

Antécédents. — Depuis 1 an la malade a des vomissements aqueux, incolores, sans odeur, sans douleur, survenant tantôt le jour, tantôt la nuit. Digestions un peu pénibles, la malade se réveillait la nuit parce qu'elle sentait son estomac gonflé. Constipation depuis 6 à 8 mois : en août la malade souffre de diarrhée.

En octobre, novembre, décembre, l'appétit revient, l'amaigrissement diminue, elle engraisse même ; mais en fin janvier retombe de nouveau et depuis 15 jours a du dégoût de tous les aliments.

Au palper on trouve une tumeur du volume d'un œuf de poule, dure, à peine visible, mobile, siégeant immédiatement à gauche de l'ombilic. Cette tumeur semble immédiatement sous-jacente à la paroi abdominale antérieure.

La distension gazeuse de l'estomac amène un déplacement de la tumeur, à deux doigts à droite de l'ombilic et la percussion fait constater qu'elle se trouve à la jonction des 2 courbures.

Faciès à fond jaunâtre avec quelques varicosités fines sur les pommettes. Amaigrissement considérable.

Opération, le 22 mars 1890, par M. Hartmann. Chlor. Bourbon. Aides : Cunéo. Nelaton. Incision médiane sus-ombilicale. On trouve un peu d'ascite à l'ouverture du ventre. Nous amenons dans la plaie la région pylorique, qui est le siège d'une tumeur du volume des 3/4 d'un œuf de poule, arrondie, jaunâtre, ressemblant à un encéphaloïde, qui va s'ulcérer.

Débridement transversal à droite un peu au-dessus de l'ombilic.

On rabat les angles du lambeau et on les maintient écartés par une soie fixée à la peau.

Nous effondrons le petit épiploon, tirons fortement sur l'estomac ; ligature de la coronaire immédiatement contre le cardia, au-dessus d'un gros ganglion.

On effondre de même l'épiploon au-dessous de l'estomac, une pince courbe est placée un peu obliquement en haut et à gauche de la grande courbure ; on applique une dernière pince et on sectionne.

Fermeture par un double surjet de cette section, le surjet enserrant à son début au niveau de la grande courbure l'artère gastro-épiploïque gauche.

Nous déchirons l'épiploon à une petite distance de l'estomac et finalement rabattons l'estomac sectionné sur la lèvre droite de la plaie abdominale.

D'un coup de sonde nous déchirons le péritoine postérieur de l'angle pancréatico-duodénal et trouvons immédiatement l'artère gastro-duodénale que nous lions.

Ensuite nous commençons à séparer d'avec le pancréas une masse ganglionnaire rétro-pylorique, que nous laissons adhérente à la région pylorique.

Il semble qu'il reste encore des ganglions plus bas, le long de la veine mésentérique, nous n'en poursuivons pas l'extirpation.

Implantation duodéno-stomacale dans un trou fait à la face postérieure. On fait le surjet postérieur, puis le surjet total.

A ce moment nous voyons qu'au-dessus de la pince duodénale l'intestin s'est déchiré sur une étendue de 4 ou 5 millimètres.

Nous plaçons sur la déchirure un point de suture par la face interne avant de terminer notre surjet total. Puis nous terminons le surjet non perforant en avant.

Relevant alors l'anastomose pour voir sa face postérieure, nous doublons la petite déchirure en l'enfouissant sous 3 points non perforants.

Examen des pièces (D' Cunéo).

Examen macroscopique. — La portion réséquée comprend la région pylorique, une portion du corps de l'estomac et environ 3 centimètres de duodénum.

La résection a été très étendue du côté de la petite courbure. La région pylorique forme une masse indurée et bombée. Une tumeur grosse comme une petite mandarine fait saillie en bas et en avant, refoulant en arrière le grand épiploon. Au niveau du pylore se trouvent des plaques et des trainées blanchâtres, qui se prolongent le long des deux courbures et plus particulièrement de la petite.

La face postérieure de l'estomac présente des lésions de même ordre.

On y remarque de plus un volumineux paquet de ganglions rétro-pyloriques. Un fragment du grand et du petit épiploon ont été réséqués en même temps que la tumeur. Le fragment du petit épiploon réséqué est très étendu.

Les nombreux ganglions ont été extirpés en même temps que le néoplasme. Il existe d'abord un volumineux paquet de ganglions rétro-pyloriques, durs, adhérents à la face postérieure du pylore.

On trouve également 2 ou 3 ganglions pyloriques, plus petits mais très durs. Dans le petit épiploon il n'y a aucun ganglion près du pylore, mais on trouve un ganglion arrondi du volume d'une olive, placé très à gauche sur le tronc de la coronaire.

L'estomac est ouvert sur sa face antérieure par une section parallèle aux courbures; on constate alors la présence d'une vaste ulcération placée sur la face postérieure du pylore. Elle est presque annulaire. Pourtant une petite portion de surface muqueuse de la face antérieure de la cavité gastrique n'est pas ulcérée, mais elle est infiltrée. Cette ulcération a environ 7 centimètres de diamètre.

Son fond est mamelonné, parcouru par des saillies arrondies, irrégulières et par des sillons plus ou moins profonds.

Elle est entourée par un bourrelet arrondi de hauteur variable se continuant parfois insensiblement avec la muqueuse saine.

L'ulcération envoie un prolongement du côté de la petite courbure. Du côté du duodénum, le néoplasme s'arrête brusquement au niveau de la zone de jonction duodéno-pylorique. Le duodénum paraît macroscopiquement sain. Du côté stomacal la paroi gastrique adjacente à la section chirurgicale est en apparence indemne.

EXAMEN HISTOLOGIQUE. — 1° Examen de la *zone duodéno-pylorique*. Le fragment examiné comprend environ 1 centimètre et demi de pylore et 2 centimètres de duodénum. Tous les éléments normaux de cette paroi ont absolument disparu et sont remplacés par du tissu néoplasique. Celui-ci est constitué par des tubes pseudo-glandulaires séparés par une travée conjonctive peu abondante. Les tubes, de dimensions réduites, présentent pourtant une lumière bien nette. Ils sont tapissés par des éléments épithé-

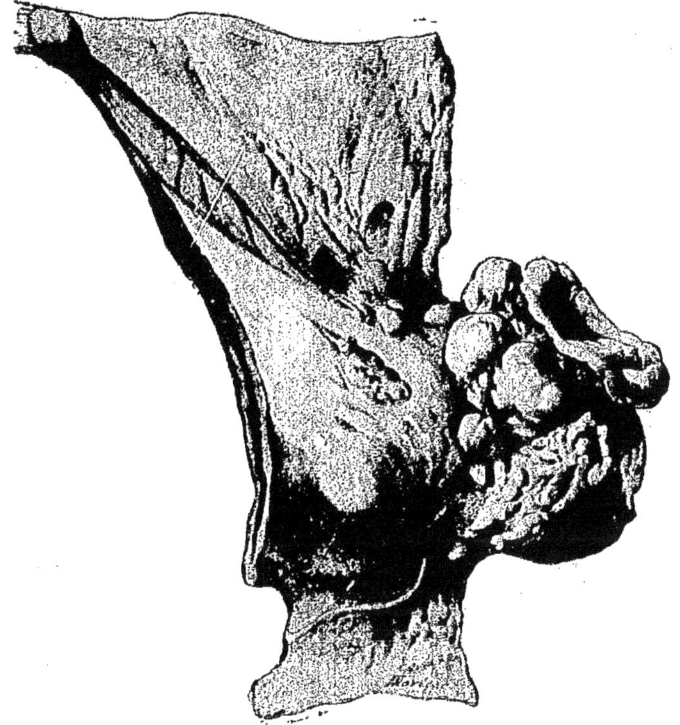

Fig. 5. — Cancer du pylore (pièce opératoire). — L'estomac est vu par sa face postérieure. En arrière du pylore nombreux ganglions ; la résection a porté sur la
presque totalité de la petite courbure, sur l'origine de la branche droite de la
coronaire. On voit sur la partie réséquée, loin du pylore, un ganglion cancéreux.

liaux, de forme cylindrique, à corps protoplasmique réduit, à noyau volumineux, Dans la plupart des tubes ces éléments sont diposés en 2 couches. Dans certains tubes dont la section est plus considérable, les cellules se disposent en une seule rangée régulière et prennent une forme cubique. Au niveau du duodénum la masse néoplasique s'arrête brusquement. La muqueuse pylorique est même intacte sur une étendue de quelques millimètres.

Le duodénum est absolument sain. Un examen prolongé ne permet pas de découvrir la moindre trace de travée épithéliale au-dessous de la couche celluleuse sous-brunnérienne et dans la musculaire duodénale.

2° *Extrémité stomacale.* — Au niveau de la zone d'extension gastrique, le néoplasme tend à prendre le type du carcinome atypique. Il est entièrement constitué par des cellules polyédriques à noyau volumineux, rassemblées en amas irréguliers ou disséminées sans ordre dans le stroma. En un point très limité, ces éléments présentent la dégénérescence colloïde.

Suites opératoires. — Sans incident aucun. Alimentation par potages, lait, œufs, et au bout de 8 à 10 jours, poulet, cervelle, poisson, etc.

Suites éloignées. — Le 28 mai 1900, la malade pesait 41 kilog. ; on lui fait des piqûres de cacodylate de soude. La malade ne souffre plus, peut manger ce qu'elle veut, aller et venir chez elle sans fatigue.

Le 6 novembre 1900, le mieux s'accentue, le poids oscille toujours autour de 41 kilog.

En mai 1901, 14 mois après l'opération, la malade va toujours très bien.

Obs. XVIII. — *Cancer du pylore. — Pylorectomie. — Gastro-duodénostomie.*

Mme Sp ..., 57 ans. Entrée à la maison de santé de la rue Bizet.

L'observation ayant été égarée, nous avons écrit à la malade, qui a bien voulu nous donner les renseignements ci-dessous :

« J'ai souffert de l'estomac près de six ans. J'avais des attaques nerveuses. Je vomissais tout ce que mangeais. Je me nourrissais de lait et d'œufs. Je prenais seulement un bouillon par jour et avant et après ce bouillon je prenais en diverses fois huit œufs et 3 litres de lait. Les viandes blanches que je prenais, je les vomissais, même après 48 heures et la viande vomie surnageait et se divisait. J'avais des périodes de 15 jours de repos, c'est-à-dire sans vomissements et on aurait alors pu croire que je n'étais pas malade. Puis, après, je ressentais les mêmes symptômes, je vomissais continuellement et je ne pouvais prendre ni aliments gras, ni pain parce qu'ils me faisaient mal.

J'avais souvent des insomnies et je passais la plus grande partie de la nuit assise sur le lit et accostée à des oreillers. Je maigrissais énormément et n'avais plus aucun courage, j'étais triste ; ma faiblesse était telle que je ne pouvais plus marcher ; tous les remèdes étaient inutiles, ou plutôt empiraient mon état ! ».

Examen de la malade (Dr BENSAUDE). — Le Dr Bensaude voit la malade pour la première fois le 1er juin 1900. Elle était manifestement amaigrie, avait un teint anémique plutôt que jaune paille. L'appétit n'avait pas complètement disparu, mais la malade ne pouvait pas manger, car la plupart des aliments provoquaient des vomissements. Et pourtant la malade ne prenait que du lait, du bouillon et des œufs.

Ils se répétaient tous les 2 ou 3 jours et offraient parfois les caractères typiques des vomissements de sténose pylorique, ils étaient abondants et contenaient des aliments ingérés plusieurs jours auparavant. Fréquemment elle avait des éructations et son haleine était incommodante par sa fétidité. Constipation opiniâtre P = 55 kilog. environ. Une seule hématémèse.

Examen physique. — Paroi abdominale très flasque. L'estomac descend jusqu'en dessous de l'ombilic. On produit facilement le clapotage. Pas d'ondes péristaltiques.

Dans la région pylorique on sent nettement une tumeur, non douloureuse à la pression.

On porte le diagnostic de sténose du pylore d'origine cancéreuse. L'opération est proposée, mais auparavant on fait voir la malade au professeur Hayem.

19 juin. La malade est mise au Képhir n° 2 et au repos absolu. Sous l'influence de ce traitement la malade se trouve soulagée.

Le 26 juin. Consultation avec le professeur Hayem, qui confirme le diagnostic et conseille l'opération.

Le même jour la malade voit M. Hartmann, qui relève tous les signes de sténose pylorique et veut bien se charger d'opérer la malade.

Examen chimique. — (Laboratoire de biologie appliquée, Dr CARNOT).

20 juin 1900. On donne à la malade un repas d'épreuve composé de pain rassis de 60 gr., infusion légère de thé 250 cc.

Le liquide extrait après 60 minutes est abondant, mal émulsionné.

$$A = 0,157 \qquad T = 0,405$$
$$H = 0 \qquad F = 0,240$$
$$C = 0,165 \qquad \text{Rapport} \quad \frac{A - H}{C} = 0,95.$$
$$H + C = 0,165 \qquad \text{Rapport} \quad \frac{T}{F} = 1,68.$$

Peu de peptones. Syntonine abondante.

Réaction lactique faible.

Le 23 juin, on examine l'estomac à jeun. On extrait un liquide abondant. Résidus d'œufs pris la veille, odeur fétide.

$$A = 0,272 \qquad F = 0,248$$
$$H = 0,007 \qquad \text{Rapport} \quad \frac{A - H}{C} = 1,17$$
$$C = 0,225$$
$$H + C = 0,233 \qquad \text{Rapport} \quad \frac{T}{F} = 1,93$$
$$T = 0,481$$

Peptones abondantes. On trouve de l'acide lactique.

Urines acides de densité normale. Urée = 17,92.

OPÉRATION, le 29 juin 1900. — Chlorof. Bourbon. Aides : Gosset, Deléage. Incision verticale un peu à gauche de la ligne médiane. L'estomac paraît sain extérieurement. En le palpant, nous constatons un épaississement au niveau de la région pylorique. Nous pratiquons un débridement transversal à droite.

Nous effondrons les épiploons au-dessus et au-dessous du pylore ; la face postérieure explorée semble libre.

Nous ne trouvons pas de ganglions près du cardia ; on pratique la ligature de la coronaire stomachique.

On place une pince courbe obliquement en haut et à gauche, on enlève la plus grande partie, mais non toute la petite courbure. On fait la section stomacale, qu'on suture à deux plans. Nous rabattons l'estomac à droite et décollons la face postérieure du pylore du pancréas. 2 ganglions sous-pyloriques sont enlevés en même temps que le pylore. On applique une pince sur le duodénum et on pratique la section. Implantation du duodénum dans un trou fait à la face postérieure de l'estomac. Réunion à deux étages au catgut.

Examen des pièces (Dr Cunéo).

EXAMEN MACROSCOPIQUE. — La résection a porté sur le pylore, une partie de l'estomac et 1 centimètre et demi de duodénum.

La pièce a été divisée par une section parallèle à l'axe du pylore en deux segments : l'un supérieur, l'autre inférieur (ce dernier seul nous a été remis).

On peut constater que le *pylore* est occupé par une tumeur saillante, dont la surface a un aspect finement mamelonné et en quelque sorte papillaire. La tumeur s'arrête au niveau du bourrelet pylorique et le court fragment de duodénum réséqué macroscopiquement sain.

Du côté de l'*estomac*, la tumeur se termine en pente douce. A sa limite une ulcération à fond irrégulier.

Au niveau de la section chirurgicale, la *muqueuse* gastrique parait absolument saine. L'épiploon contient un ganglion, qui est examiné histologiquement.

Le grand épiploon contient plusieurs petits ganglions du volume d'un pois.

EXAMEN HISTOLOGIQUE (il est rendu très difficile par une très mauvaise fixation de la pièce). — L'examen porte *a*) sur la zone d'extension gastrique ; *b*) sur la zone duodéno-pylorique ; *c*) sur 2 ganglions.

a) *Zone d'extension gastrique.* — Une des extrémités comprend un segment d'environ 2 centimètres au niveau duquel la paroi stomacale est absolument indemne de toute lésion néoplasique. Après une zone de transition assez courte caractérisée par une augmentation du tissu de soutien et l'augmentation du nombre des tubes glandulaires, on arrive sur la masse néoplasique. A ce niveau toute trace de la *muscularis mucosæ* a disparu et muqueuse et sous-muqueuse sont confondues en une masse unique. Tous les éléments de la muqueuse gastrique sont d'ailleurs en ce point remplacés par du tissu néoplasique : larges alvéoles remplis de substance muqueuse, se colorant en rouge vif par l'éosine et dans laquelle apparaissent des noyaux.

En certains points les cellules néoplasiées forment des amas diffus sans dégénérescence muqueuse.

La musculaire ne contient que de rares traînées.

En revanche, on trouve dans la sous-séreuse de nombreux alvéoles analogues à ceux décrits plus haut.

b) Zone duodéno-pylorique. — Le néoplasme arrive jusqu'au niveau du duodénum sans envahir celui-ci. On retrouve au niveau du pylore les caractères d'un carcinome absolument atypique à stroma peu abondant.

En un point cependant le carcinome tend à prendre le type squirrheux. En certains points de la masse néoplasique on aperçoit des follicules lymphatiques remarquablement conservés.

c) Ganglions. — Les deux ganglions de la petite courbure et le ganglion sous-pylorique sont indemnes.

Suites opératoires. — Excellentes. Sérum, bouillon. Œufs dès le quatrième jour. Examen chimique le 23 juillet. (Dr CARRION).

Le liquide extrait 60 minutes après repas d'épreuve : (pain rassis 60 grammes, infusion légère de thé 250 cent³) et assez abondant, très épais, bilieux et à odeur butyrique.

$$A = 0{,}249 \qquad T = 0{,}321.$$
$$H = 0{,}037 \qquad F = 0{,}124 \qquad \text{Peptones assez abondantes.}$$
$$C = 0{,}160 \qquad \frac{A - H}{C} = 1{,}32. \qquad \text{Syntonine.}$$
$$H + C = 0{,}197 \qquad \frac{T}{F} = 2{,}58. \qquad \text{Réaction lactique obtenue.}$$

SUITES ÉLOIGNÉES. — Le 28 décembre 1900 la malade, au dire de son mari, « se porte comme un charme ».

Le 31 mai 1901, 11 mois après l'opération, voici ce qu'elle écrit au Dr Bensaude.

« Maintenant, heureusement, depuis que l'on a fait l'opération que vous m'avez conseillée et après avoir suivi rigoureusement le traitement que vous m'avez imposé et qui consistait à ne manger ni pain, ni aucun aliment indigeste, depuis juillet à fin novembre, je mange de tout, je n'ai plus d'éructations acides et désagréables. Plus rien ne me fait mal. Je puis m'occuper de mon ménage excepté des travaux fatigants. J'ai gagné un tel embonpoint qu'actuellement je pèse 74 kilog. Je ne puis affirmer combien je pesais avant l'opération, mais certainement mon poids n'excédait pas 55 kilog. »

Obs. XIX. — *Cancer du pylore. — Gastrectomie. — Gastro-duodénostomie. — Mort 17 jours après l'opération.*

Dev..., Victoire, 34 ans. Entrée à la Pitié le 21 août 1900.

Réglée à 12 ans, à 14 ans souffre de gastralgie (point de côté douloureux, fatigue, vomissements aqueux, digestions pénibles, éructations et (ascite) ?

Cet état dure 3 mois. Pas d'hématémèse.

Il y a 22 mois a fait sa dernière couche. Pendant toute cette grossesse a été reprise de douleurs d'estomac intermittentes, qui ont été en augmentant depuis.

A partir de février dernier, époque où la malade eut la grippe, ses douleurs n'ont plus discontinué.

Après un repas un peu copieux, la malade souffre et vomit soit de suite, soit 1 heure ou 2 après.

Dans ces vomissements la malade retrouve des aliments ingérés les jours précédents, parfois 1 ou 2 jours.

A jeun, douleurs et nausées, que la malade dissipe en mangeant peu et souvent.

Après être restée à jeun un certain temps et notamment le matin, surviennent des vomissements aqueux, abondants, très pénibles avec spasmes de l'estomac, suivis de vomissements de bile et quelquefois d'aliments de la veille.

État actuel. — Paroxysme de ces phénomènes. La malade rend tous les aliments solides et ne s'alimente que de bouillon.

Constipation habituelle. Matières dures, calcinées, aspect de suie. Depuis 2 mois elles sont souvent glaireuses, contiennent des membranes.

Palpation : Éventration médiane étendue à quelques centimètres au-dessus et au-dessous de l'ombilic.

Dans toute la région abdominale on sent sous la paroi très mobile et facilement dépressible une infiltration généralisée de nodules roulant sous les doigts avec une masse plus grosse dans la région épigastrique. Perte d'élasticité de la peau.

Région épigastrique : masse de nodules sous-cutanés très douloureux au palper.

Percussion. — Le foie déborde à droite les fausses côtes, douloureux à cet endroit, il devient très douloureux au devant de l'estomac, notamment au bord externe du droit.

L'estomac abaissé descend jusqu'à l'ombilic.

Son insufflation abaisse sa zone de percussion, qui descend alors à 1 centimètre et demi au-dessous de l'ombilic. Le cathétérisme évacuateur ne donne rien après 14 heures de jeûne. Le lavage ne ramène qu'un petit flot de bile pure après la 3e reprise.

Rate abaissée, reins également abaissés, surtout le droit. Urée = 25,020.

OPÉRATION, le 6 septembre 1900. — Chlorof. Arlouig, Aides : Gosset, Delage. Incision sus-ombilicale. Immédiatement nous apercevons une tumeur occupant la région pylorique, tumeur blanchâtre, s'étendant vers la petite courbure. Après effondrement de l'épiploon gastro-hépatique nous constatons que la tumeur semble assez mobile en arrière. Ligature de la coronaire stomachique près du cardia. Section de l'estomac oblique.

Une masse ganglionnaire occupe le mésocolon jusqu'au bord de l'intestin. Résection de l'intestin (colon transverse) et de l'épiploon où se trouvent de petits nodules cancéreux. Implantation du duodénum dans un trou fait à la face postérieure de l'estomac. Entérastomose circulaire du colon transverse. Suture du méso.

Réunion de la plaie en laissant en place la vésicule biliaire distendue.

Examen des pièces (Dr CUNÉO).

EXAMEN MACROSCOPIQUE. — La pièce comprend la région pylorique et une portion du corps de l'estomac, deux centimètres de duodénum, vingt-cinq centimètres de colon transverse et la portion correspondante du grand épiploon.

Le segment d'estomac enlevé présente une consistance très dure, notamment au niveau du pylore. Cette induration se propage le long de la petite courbure dans la racine du petit épiploon. La face antérieure de l'estomac présente au niveau du pylore quelques traînées blanchâtres d'aspect cicatriciel. Ces traînées s'agminent en une sorte de plaque au voisinage de la petite courbure. Des lésions du même genre se rencontrent sur la face postérieure ; mais elles sont beaucoup plus marquées.

A ce niveau, la région pylorique est fortement déprimée.

De cette dépression part une large bride, qui unit la face postérieure du pylore à la face supérieure du mésocolon transverse. Cette bride contient des nodules et des tractus blancs très résistants, roulant sous le doigt.

Le petit épiploon, épaissi et rétracté est parcouru au niveau de sa racine par des traînées blanchâtres.

Le ligament gastro-colique lâche et flottant au niveau des deux extrémités de la pièce est au contraire fortement rétracté au niveau de la partie moyenne de celle-ci ; il forme là une masse scléro-lipomateuse, qui fixe le colon transverse à la face intérieure de l'estomac.

Le grand épiploon contient 10 à 15 nodules dont le volume varie de celui d'un pois à celui d'un haricot. Leur consistance est très ferme, leur coloration blanchâtre. Quelques-uns forment comme le centre d'étoiles dont les branches s'irradient dans la graisse avoisinante. La situation de ces nodules est variable. La plupart d'entre eux occupent le bord libre du grand épiploon.

Le colon transverse est très rétracté. La tunique muqueuse est indemne. Par contre, sa surface séreuse présente un envahissement néoplasique très net et très marqué surtout en regard de l'insertion du mésocolon et du point au niveau duquel le colon adhère à l'estomac.

A l'ouverture de l'estomac on aperçoit une vaste ulcération occupant le vestibule pylorique. Le fond de cette ulcération a un aspect papillaire et une coloration générale rosée sur laquelle se détache un piqueté hémorragique. Cette ulcération est entourée d'un large bourrelet.

Du côté de la surface ulcérée ce bourrelet se termine en pente douce sans à pic. Du côté de l'estomac il se continue de plein pied avec une zone d'infiltration au niveau de laquelle la muqueuse est mamelonnée, de coloration rosée, de consistance très ferme et adhérente au plan musculaire sous-jacent. Cette zone d'infiltration se continue elle-même avec la muqueuse saine par transition insensible. Au niveau de la face postérieure de l'estomac, un peu au-dessous de la petite courbure, la zone d'infiltration a été intéressée par la section chirurgicale.

Du côté du duodénum, les lésions s'arrêtent brusquement. La masse néoplasique forme un bourrelet faisant saillie dans le duodénum, mais la paroi même du bout duodénal réséqué paraît macroscopiquement saine.

La paroi stomacale est extrêmement épaissie au niveau du pylore. L'épaississement porte sur toutes les tuniques.

La sous-muqueuse apparaît sous forme d'une bande blanche d'aspect squirrheux, d'où s'irradient des traînées qui s'enfoncent dans la musculaire.

Ganglions. — Au niveau de la petite courbure, l'envahissement des parties est tel qu'il est difficile de découvrir des ganglions et de les distinguer des nodules épiploïques dégénérés. Il existe plusieurs ganglions rétro-pyloriques extrêmement durs. On trouve enfin 3 à 4 ganglions sous-pyloriques de volume normal.

EXAMEN HISTOLOGIQUE. — Il a porté : 1° sur la zone duodéno-pylorique ; 2° sur 3 ganglions et sur un des nodules du grand épiploon.

I. *Zone duodéno pylorique*. — La coupe parallèle à l'axe du canal pylorique comprend le pylore et la partie initiale du duodénum. Sur le versant stomacal de la valvule pylorique on reconnaît sans difficulté les diverses tuniques de l'estomac. La *muqueuse* est saine dans la plus grande partie de son étendue, en un point cependant elle contient quelques traînées néoplasiques, qui courent entre les tubes glandulaires normaux. Ces traînées sont constituées par des boyaux pleins anastomosés entr'eux et formés par des cellules arrondies ou polyédriques, à noyau volumineux, prenant fortement les colorants.

Un de ces amas épithéliaux a subi la dégénérescence muqueuse. — La *muscularis mucosæ* est conservée, mais est morcelée par places par les traînées épithéliales. — La sous-muqueuse, extrêmement épaissie, contient de nombreuses cellules épithéliales. Celles-ci se groupent le plus souvent en amas pleins; elles s'ordonnent çà et là se répandant en formation pseudo-glandulaire.

La *musculaire* est également parcourue par des traînées épithéliales.

La muqueuse du versant duodénal du bourrelet pylorique est saine, mais il existe à ce niveau quelques cellules épithéliales dans la couche celluleuse sous-brunnérienne.

Le fragment de duodénum réséqué est absolument sain.

II. *Ganglions*. — J'ai examiné un ganglion rétro-pylorique, un ganglion sous-pylorique et un ganglion de la petite courbure. Le ganglion rétro-pylorique est pris ; il a été envahi par voie rétrograde. Le système caverneux du hile est bourré de tubes épithéliomateux ; la partie corticale est indemne. Le ganglion sous-pylorique et le ganglion de la petite courbure sont sains.

L'intégrité de ce dernier est d'autant plus surprenante que, comme nous le verrons plus loin, un ganglion du même groupe prélevé à l'autopsie, était entièrement dégénéré.

Le nodule du grand épiploon est uniquement formé de culs-de-sac épithéliomateux.

Suites opératoires. — Mouvement fébrile assez intense (38°,7, 38°,8) jusqu'au 12e jour. Le 17e jour la malade remonte à 38°,8 et meurt le lendemain.

Sérum tous les jours.

AUTOPSIE. — A l'ouverture de la paroi abdominale, on constate l'existence d'un abcès sous-phrénique contenant des débris alimentaires et des matières fécales. Cet abcès est limité en avant par la paroi abdominale antérieure, en arrière par le lobe gauche du foie et la paroi antérieure de l'estomac, en bas par le mésocolon et le colon transverse adhérent à la paroi abdominale. On ne peut trouver de communication entre cette poche et l'étage inférieur de la paroi abdominale. Cependant les anses grêles sont agglutinées et recouvertes par une notable quantité de pus.

Les *reins* sont légèrement augmentés de volume : la capsule se décortique facilement ; la substance corticale est jaune clair ; la substance médullaire a son aspect normal. Le *cœur* parait sain. Les *poumons* libres d'adhérences, sont congestionnés au niveau de leur base ; les 2 lobes inférieurs contiennent de petits blocs d'hépatisation. Les bronchioles sont remplies de pus.

Le *foie*, l'*estomac*, le *duodénum*, le *pancréas* sont enlevés en bloc pour être disséqués. On constate alors que la suture d'occlusion du moignon stomacal est partiellement désunie. Il en est de même de l'entérorraphie circulaire du colon transverse.

L'abouchement duodéno-gastrique est en bon état. Il existe au niveau de la portion restante de la petite courbure un ganglion dur et hypertrophié ; les lymphatiques afférents de ce ganglion sont transformés en cordons blanchâtres et indurés. Les ganglions sus-pancréatiques sont également envahis. On ne découvre point de ganglions au niveau du hile même du foie ; en revanche le ganglion cystique est envahi, il a contracté des adhérents intimes avec le canal cystique et a complètement effacé la lumière de celui-ci au niveau de son abouchement dans le col de la vésicule. Aussi cette dernière, fortement distendue, est-elle remplie d'un épanchement muqueux.

Le canal hépatique, ses racines, le cholédoque et le segment inférieur du canal cystique sont sains.

La vésicule est notablement épaissie au niveau de son bassinet. Nous nous trouvons donc en présence d'un cas de compression bien limitée de l'origine du canal cystique par un ganglion néoplasique. Pas de nodules secondaires dans le foie.

L'EXAMEN HISTOLOGIQUE du *ganglion* de la petite courbure et du ganglion cystique a montré que ces deux ganglions étaient épithéliomateux. Par contre, la paroi de la vésicule examinée au niveau du point épaissi, présentait seulement des lésions d'ordre inflammatoire ; il existait cependant quelques traînées épithéliales dans le tissu adipeux périvésiculaire.

OBS. XX. — *Cancer du pylore. — Pylorectomie. — Gastro-duodénostomie. — Mort 7 jours après l'opération.*

M. P..., 41 ans. Adressé par le D* Soupault. Jusqu'à 30 ans, digestions normales. A partir de cet âge lourdeur épigastrique 3 heures après le repas, douleurs sous forme de crampes survenant toujours après le repas, le soir à 4 heures et dans la nuit entre minuit et une heure du matin.

Pendant les crises douloureuses, renvois acides.

Il y a 5 ans, pour la première fois, vomissement, 3 heures après le repas, vomissements alimentaires, parfois acides.

Il y a 4 ans le malade a remarqué dans les vomissements alimentaires des aliments ingérés la veille, puis pendant 3 ou 4 mois douleurs et vomissements.

Depuis 2 ans aggravation des symptômes. Vomissement presque quotidien avec de temps en temps (1 fois par mois environ) une période de 5 à 10 jours sans vomissement.

Ces vomissements se répètent à 5 heures du soir et à minuit, quelquefois cependant immédiatement après le repas.

On retrouve des aliments ingérés la veille.

Antécédents héréditaires. Père âgé de 69 ans, bien portant. Mère

morte après 3 attaques de paralysie. Frères et sœurs bien portants.
4 enfants bien portants.

Examen chimique (Dr SOUPAULT). — Le cathétérisme de l'estomac
est pratiqué à jeun, 12 heures après un vomissement dans la nuit.
On extrait 150 cm³ d'un liquide très aqueux, de coloration brun-
jaunâtre avec des parcelles alimentaires très divisées, analogues au
liquide de gastro-succorrhée. Odeur de vin blanc fermenté.

Acétique plus que butyrique. Ce liquide est filtré.

A l'analyse on obtient les résultats suivants :

| Acidité totale = 1,53 °/₀₀ | Chlore total 4,45 °/₀₀ |
| Chlore fixe   = 3,90 — | Chlorydrie H + C = 0,80 — |

La réaction au vert brillant est faible mais nette.

Il y a à peine la réaction de l'acide lactique avec le réactif d'Uffelmann.

Les peptones sont assez abondantes ; l'eau iodée révèle de
l'achroodextrine. La réaction du sucre manque.

Il n'a pas été possible de faire de repas d'épreuve, le malade
ayant vomi.

En résumé, liquide hypochlorhydrique avec hypersécrétion chlo-
rurée.

Le diagnostic porté est : Ulcus transformé en cancer.

Devant les signes très nets de sténose pylorique avec ondulations péristaltiques et perception d'une tumeur assez grosse au
creux épigastrique, le malade est adressé au Dr Hartmann.

OPÉRATION, le 17 septembre 1900. — Chlorof. Bourbon. Aides :
Gosset, Deléage. Incision sus-ombilicale. On arrive sur une grosse
tumeur pylorique, blanchâtre, s'étendant plus vers la petite courbure que vers la grande. On effondre le petit épiploon gastro-
hépatique et le doigt semble pouvoir s'engager derrière le pylore.

Nous lions la coronaire stomachique près du cardia, on trouve un
ganglion du volume d'un pois. Ligature de la gastro-épiploïque.

On applique une pince courbe, comprenant presque toute la
petite courbure, une partie de la grande.

Section et fermeture à deux plans.

Nous rabattons à droite la portion pylorique et nous apercevons
avec désappointement que la tumeur, libre dans sa partie stomacale en arrière, adhère dans sa partie pylorique au pancréas. Cette
libération est un peu pénible. La gastro-duodénale est perdue dans
la masse néoplasique en bas, mais en décollant au niveau du bord
supérieur du pancréas, nous la trouvons facilement et nous la

lions. Aussi la séparation de la tumeur ne s'accompagne-t-elle que de la lésion de petits vaisseaux pancréatiques, qui ne donnent en somme que peu de sang. Section du duodénum. Implantation dans un trou fait à la face postérieure de l'estomac.

Examen des pièces (Dr Cunéo).

EXAMEN MACROSCOPIQUE. — Le fragment réséqué comprend : 1 centimètre et demi de duodénum, le pylore, le vestibule pylorique et une partie du corps de l'estomac.

La résection a été très étendue du côté de la petite courbure et du petit épiploon.

L'estomac a sa coloration générale normale, sauf au niveau du pylore où il est d'un blanc gris un peu nacré ; en ce point sa consistance est beaucoup plus ferme. Sur la face postérieure du pylore, se trouve un paquet de ganglions rétro-pyloriques entourant le tronc de la gastro-épiploïque droite et perdus dans une gangue scléro-lipomateuse.

L'estomac est ouvert sur sa face antérieure par une section parallèle aux deux courbures. On trouve au niveau du vestibule pylorique une ulcération anfractueuse.

Cette ulcération est annulaire ; mais elle est beaucoup plus profonde au niveau de la paroi postérieure de la cavité gastrique, Cette ulcération est entourée par une zone d'infiltration. Du côté du pylore cette infiltration néoplasique forme un bouchon volumineux dur et irrégulier, qui fait saillie dans le duodénum, comme un col utérin dégénéré dans un vagin.

Mais le fragment du duodénum attenant au pylore parait à l'œil nu absolument sain.

Du côté de l'estomac, l'infiltration néoplasique se continue insensiblement avec la muqueuse stomacale saine.

La paroi stomacale parait normale au niveau de la section chirurgicale.

Ganglions. — Il existe dans l'épaisseur du petit épiploon 4 à 5 ganglions entièrement durs et dont le volume varie de celui d'un pois à celui d'un gros haricot.

Ces ganglions occupent la partie gauche de la pièce. Ils sont très voisins de la section chirurgicale et auraient été sûrement laissés en place, si la résection n'avait été aussi étendue du côté de la petite courbure. Par contre il n'existe pas de ganglions au-dessus du pylore.

Dans le grand épiploon, on aperçoit un premier ganglion près de l'extrémité gauche de la pièce. On en trouve 4 à 5 autres, au-dessous du pylore ; ils sont fixés à celui-ci par la rétraction de l'épiploon envahi par les traînées néoplasiques. Ces ganglions sous-pyloriques se continuent sans ligne de démarcation avec la chaîne rétro-pylorique également envahie.

EXAMEN HISTOLOGIQUE. — J'ai examiné la zone duodéno-pylorique et deux ganglions.

I. *Zone duodéno-pylorique.* — La coupe comprend : le pylore, la valvule pylorique et 1 centimètre environ de duodénum.

Au niveau du pylore, la muqueuse et la sous-muqueuse sont fusionnées en une masse unique formée par le tissu néoplasique. Celui-ci infiltre également la musculaire dont les limites sont cependant facilement reconnaissables.

Le néoplasme représente un type de carcinome médullaire. Il est constitué par des amas de cellules, ne s'ordonnant en aucun point en formations pseudo-glandulaires.

Ces cellules sont de forme polyédrique ; leur noyau, très volumineux, prend fortement les colorants. Le tissu de soutien est extrêmement réduit ; il est représenté par de nombreux capillaires, des cellules plates, du tissu conjonctif et des leucocytes, plongés dans une substance fondamentale, en apparence amorphe. L'épithélium de la surface libre est conservé par places. Il a conservé ses caractères d'épithélium à cellules mucipares. Au niveau des points, où il a disparu, il est remplacé par une bande nécrotique. Au milieu du tissu néoplasique, on aperçoit çà et là des vestiges de culs-de-sac glandulaires. La musculaire est parcourue par de nombreuses traînées épithéliales; le sphincter pylorique est entièrement envahi. On aperçoit dans son épaisseur, entre les traînées épithéliales, 3 ou 4 amas lymphoïdes arrondis.

La couche sous-muqueuse du versant duodénal du bourrelet pylorique est envahie et les éléments cancéreux commencent à infiltrer les culs-de-sac des glandes de Brunner.

L'infiltration s'arrête brusquement au niveau de la portion initiale du duodénum.

II. *Ganglions.* — Les 2 ganglions examinés appartiennent, l'un, au groupe de la petite courbure (amas droit), l'autre, au groupe sous-pylorique. Tous les deux présentaient un envahissement de moyenne intensité.

Suites opératoires. — Le malade va très bien jusqu'au 24 soir.

Vers le matin du 25 le malade se plaint brusquement, le ventre se ballonne, le pouls est petit et fréquent.

Le malade meurt à 2 heures.

Obs. XXI. — *Cancer du pylore. — Pylorectomie. — Gastro-entérostomie postérieure transmésocolique. — Guérison.*

P..., Oscar, 45 ans, maçon. Entré à la Pitié le 26 septembre 1900. En dehors de la variole qu'il a eue en 1870, n'a jamais été malade jusqu'à il y a 3 mois et demi. Buvait en moyenne 1 litre et demi de vin et 2 ou 3 petits verres.

Pendant les 15 premiers jours de l'affection, le malade se plaint de douleurs épigastriques, survenant une demi-heure après les repas et durant 2 heures.

Depuis il est à la diète. Chaque fois qu'il boit du lait il éprouve une demi-heure après une douleur au creux épigastrique. Cette douleur dure jusqu'à une heure avancée de la nuit. Il lui semble « qu'on lui serre son estomac » ou « que de l'eau remue dans son intestin ». En dehors de ces douleurs il a une gêne constante à l'épigastre, mais qui ne l'empêche pas de dormir.

A chaque ingestion de liquide il a des nausées une demi-heure après. 3 fois il a eu des vomissements à jeun, d'odeur fétide, semblable au liquide retiré par le cathétérisme. Ces vomissements sont venus il y a 18, 20, 22 jours.

Chaque fois ils étaient précédés d'une grande gêne et suivis de soulagement. Jamais il n'a remarqué dans ces vomissements d'aliments ingérés plusieurs jours auparavant.

Il est constipé, ne va pas à la selle sans lavement.

Jamais de melœna. Langue humide et rosée.

Le malade dit avoir maigri de 20 livres depuis 3 mois. P. le 28 septembre 1900 = 53 kilog., 500 gr.

Antécédents héréditaires. Père mort à 72 ans ? Mère morte à 71 ans.

Rien aux poumons ; au cœur les bruits sont sourds.

A l'*inspection* : On remarque que les côtes sont saillantes, que la peau est pâle ; le peau se laisse très facilement plisser sans garder le pli. On a remarqué deux fois des ondulations dirigées de gauche à droite.

Palpation : Pas de ganglions sus-claviculaires, ni de ganglions inguinaux.

Pas de douleur à la pression, ni à l'épigastre, ni dans les flancs. Douleur à la pression profonde.

Après 16 heures de jeûne on retire une grande quantité de liquide de stase renfermant une matière noirâtre comme du marc de café. Il est très difficile par le lavage de débarrasser l'estomac de cette matière.

Percussion : La matité hépatique commence à la 4ᵉ côte et se termine au-dessous du rebord des fausses côtes.

La sonorité gastrique va jusqu'à deux travers de doigt au-dessus de l'ombilic. Pas de dilatation avec poudres effervescentes.

La sonorité augmente du côté gauche de la grande courbure pour ne pas varier dans sa partie transversale au-dessus de l'ombilic. La rate n'est pas augmentée de volume. Urée = 15,0 39.

Opération, le 4 octobre 1900. — Aides : Bruneau, Gosset. Incision sus-ombilicale. L'examen montre une petite plaque grisâtre déprimée au niveau du pylore sur le bord supérieur et la partie voisine de la face antérieure de l'estomac.

Au palper on sent à ce niveau une tumeur manifeste.

Attirant l'estomac et explorant près du cardia, nous y trouvons des ganglions. Au moment où nous attirons le cardia, une syncope chloroformique se produit. On ranime le malade par la respiration artificielle et les tractions rythmées.

Nous effondrons l'épiploon gastro-hépatique et explorons la face postérieure du pylore et la région prévertébrale.

Pas d'adhérences, ni de ganglions. On lie la coronaire stomachique immédiatement au-dessus du paquet de ganglions petits et durs, dont un seul est plus gros qu'un très gros pois.

Ligature du grand épiploon le long de la grande courbure, à trois centimètres à gauche d'un ganglion mou, situé au-dessous du pylore, très différent comme aspect des ganglions de la petite courbure.

On place des pinces élastiques obliquement sur l'estomac de manière à enlever presque toute la petite courbure. On sectionne, suture à deux plans. On pratique un débridement transversal à droite de la paroi et on rabat à droite la portion pylorique. Ligature de la gastro-duodénale au devant du pancréas.

On sectionne le duodénum préalablement pincé.

Comme une bonne suture semble impossible entre la portion duodénale et l'estomac, on ferme le duodénum par deux plans de suture et par un trou fait au mésocolon. La première anse jéjunale est anastomosée à la face postérieure de l'estomac, que nous fixons ensuite par deux points au mésocolon (gastro-entérostomie postérieure-transmésocolique (Von Hacker). Suture pariétale au crin.

Examen des pièces.

EXAMEN MACROSCOPIQUE. — Le segment réséqué comprend : 2 centimètres de duodénum, le pylore et une portion du corps de l'estomac mesurant après rétraction 6 centimètres le long de la petite courbure, 7 centimètres le long de la grande.

Vu par sa face antérieure, l'estomac présente un aspect presque normal. On trouve une légère dépression d'aspect cicatriciel, près du bord supérieur du pylore et une petite bosselure près de son bord inférieur.

Vu par sa face postérieure, le pylore forme une saillie très marquée, régulièrement arrondie. Le reste de la surface stomacale a un aspect normal. La palpation permet de constater que toute la région pylorique présente une consistance extrêmement ferme et que cette induration se prolonge le long de la petite courbure.

Les épiploons ont un aspect normal mais contiennent de nombreux *ganglions*. Au niveau de la petite courbure, on trouve un premier ganglion un peu à gauche du pylore. Plus à gauche encore, près de la section chirurgicale, on trouve un deuxième paquet, formé de ganglions très durs, du volume d'une fève et de 3 ou 4 autres ganglions, ne dépassant pas le volume d'un pois. Le grand épiploon contient 4 ganglions de consistance ferme, placés en regard du pylore, au-dessous de l'arcade de la gastro-épiploïque droite.

L'estomac est ouvert au milieu de sa face antérieure. On aperçoit alors une vaste ulcération occupant la face postérieure et le bord supérieur de la cavité gastrique.

Du côté du pylore, l'ulcération affleure l'origine du duodénum. Du côté de l'estomac, elle est séparée de la section chirurgicale par une longueur de 2 centimètres au niveau de la petite courbure, de 4 cent. 1/2 au niveau de la grande. Le fond de l'ulcération est lisse dans la plus grande partie de son étendue ; au niveau du point, qui correspond extérieurement à la petite courbure, ce fond est un peu raviné.

L'ulcération est limitée par un bourrelet arrondi, dont le versant externe se continue insensiblement avec la muqueuse saine.

Au niveau de la surface de section de la paroi, on constate qu'en regard de l'ulcération, les différentes tuniques se sont fusionnées en une seule masse. Du côté du duodénum, la surface de section reprend brusquement son aspect normal.

Du côté de l'estomac, on trouve dans la sous-muqueuse plusieurs nodules glissant dans le tissu conjonctif lâche de cette couche. Ces nodules, dont le volume varie de celui d'un pois à celui d'une tête d'épingle, sont blancs rosés, de consistance ferme. On en prélève trois pour l'examen histologique.

Examen histologique. — L'examen a porté sur :

I Zone duodéno-pylorique ;

II. Sur plusieurs nodules sous-muqueux et sur deux ganglions.

I. *Zone duodéno-pylorique.* — Vers l'extrémité gastrique de la coupe, on aperçoit, en allant de la muqueuse vers la séreuse, les lésions suivantes.

L'épithélium de la surface intéressée est conservé ; au-dessous de lui, les culs-de-sac glandulaires sont augmentés de volume ; ils sont tapissés par des cellules cylindriques, plus petites que les éléments normaux. Aucune de ces cellules ne revêt le type des cellules muqueuses, leur protoplasma est granuleux, leur noyau très volumineux et très riche en éléments chromatiques. Plus profondément, les culs-de-sac glandulaires prennent franchement l'aspect épithéliomateux. Il sont tapissés par des éléments épithéliaux polymorphes, disposés en plusieurs couches et déformés par pression réciproque.

Certains de ces tubes ont perdu toute lumière par suite de la prolifération des cellules qui les tapissent.

Dans d'autres, au contraire, la cavité centrale est agrandie et remplie de mucus. Ces formations pseudo-glandulaires remplissent la sous-muqueuse et infiltrent la musculaire jusqu'au voisinage du péritoine. Leurs dimensions décroissent progressivement lorsqu'on s'approche de celui-ci. Le stroma peu abondant est formé dans la muqueuse et dans la sous-muqueuse par du tissu conjonctif jeune, dans la musculaire par les éléments normaux de cette dernière. A la jonction de la muqueuse et de la sous-muqueuse, la *muscularis mucosæ* est en grande partie détruite, mais de nombreux amas lymphoïdes indiquent la limite des 2 tuniques.

La muqueuse qui tapisse le versant duodénal du bourrelet pylorique est saine, mais la couche celluleuse sous-glandulaire est infiltrée d'éléments épithéliaux.

Le duodénum est absolument sain.

Il s'agit, en résumé, d'un épithélioma cylindrique ayant envahi la valvule pylorique, mais ayant respecté le duodénum.

Les nodules, prélevés dans la sous-muqueuse gastrique (voir ci-dessus) sont uniquement formés de boyaux épithéliomateux.

II. *Ganglions.* — Les 2 ganglions examinés (ganglion de la petite courbure et ganglion sous-pylorique) sont envahis par le néoplasme. Leurs lymphatiques efférents contiennent des cellules néoplasiques.

Suites opératoires. — Pas de fièvre. Sérum, lait, potages.

Diarrhée le 12 octobre, qui persiste pendant plusieurs jours. Le 31 le malade éprouve de la gêne respiratoire. Il a le hoquet, météorisme. On pratique une ouverture et on draine.

Suites éloignées. — M. Hartmann revoit le malade le 17 mai 1901. Il va très bien et a repris son métier. 8 mois se sont écoulés depuis l'opération.

Obs. XXII. — *Cancer du pylore. — Pylorectomie. — Gastro-duodénostomie. — Guérison.*

Boud..., 60 ans, ancien militaire. Entré le 16 octobre à la Pitié, envoyé par le Dr Archavski.

Le malade a eu la fièvre typhoïde à 30 ans.

Le sujet commence à souffrir de l'estomac il y a 10 ans.

Sensation de gêne derrière le sternum 2 heures à 2 h. 1/2 après le repas du midi et de temps en temps après le repas du soir, lorsque ce dernier a été plus copieux. La douleur durait une demi-heure et se calmait par l'ingestion d'un peu de lait. Pas de vomissement.

Cet état dure 3 ans. Alors peu à peu les douleurs rétro-sternales, à caractères toujours sourds s'accentuent. Elles sont intermittentes, se produisant 2 jours de suite, cessant pendant 3 ou 4 jours.

Bientôt « elles descendent », dit le malade, c'est-à-dire qu'au lieu de rester sternales et épigastriques, elles deviennent exclusivement épigastriques.

Les douleurs persistent au creux épigastrique pendant 3 ans environ, apparaissant toujours deux ou trois heures après le repas. Certains aliments (la soupe grasse par exemple) font souffrir davantage. Elles sont plus vives qu'au début (sensation de fer rouge) ; à cette phase de l'affection, surviennent des vomissements. Ces vomissements alimentaires surviennent au paroxysme de la douleur, qui se calme après l'évacuation de l'estomac.

En 1896, il y a 4 ans, soit 6 ans après le début de l'affection, les douleurs changent de siège. Elles sont ressenties au-dessous du rebord costal à droite et à gauche, plus souvent à gauche ; au creux de l'estomac moins de douleurs qu'antérieurement. Toujours même époque d'apparition des douleurs (2 ou 3 heures après le repas), toujours sourdes avec exacerbations rappelant les brûlures.

Le sujet prend du lait et du bicarbonate de soude.

Le bicarbonate de soude pris au moment des douleurs calme momentanément les douleurs, qui réapparaissent une à deux heures plus tard. Les vomissements sont moins fréquents. Pas de renvois acides.

En 1897, le sujet se lave l'estomac 2 ou 3 fois par semaine.

Il y a dans les substances rendues avec l'eau de lavage des parcelles alimentaires datant de 24 à 36 heures et même de 48 heures.

Amélioration de l'état, disparition des douleurs pour 24 heures.

Les lavages de l'estomac sont espacés. 3 heures après les repas renvois putrides, non acides.

En octobre 1898, une période d'accalmie complète pendant 6 semaines. Puis les douleurs réapparaissent et en deux mois elles ont recouvré leur acuité du début.

Les lavages sont repris le matin. Mêmes douleurs, même siège des douleurs, intensité variable, même moment d'apparition ; calmées par le bicarbonate de soude.

Quelques régurgitations alimentaires mais pas de vomissements.

Cet état dure jusqu'en mai 1900 ; le malade est pris d'influenza, tousse pendant 5 semaines.

Les digestions deviennent plus difficiles, douleurs plus fréquentes, plus vives avec point lombaire. Les douleurs apparaissent maintenant plus tôt, 1 heure et même immédiatement après l'ingestion. Brûlures, régurgitations, pas de vomissements.

Renvois âcres, pas acides. Selles normales.

Les lavages ramènent toujours des détritus alimentaires datant de la veille ou de l'avant-veille.

Depuis mai 1901, teinte jaune des téguments, qui s'accentue depuis juillet. Maigrit progressivement et perd ses forces. Cet état s'accentue et devient très notable en juillet.

OPÉRATION, le 26 octobre 1900. — Incision sus-ombilicale. Section transversale au niveau du pylore. Au niveau du pylore on sent et on voit une tumeur, qui sur la paroi antérieure de l'estomac, au-dessous de la petite courbure, à gauche du pylore, forme une saillie arrondie, blanchâtre. Des ganglions se voient au-dessous du pylore, le long de la grande courbure. Nous effondrons le petit épiploon et constatons l'absence d'adhérences postérieures de la tumeur. Ligature par petits paquets du grand épiploon. Nous attirons fortement l'estomac en bas, relevant le foie, nous lions des vaisseaux, qui descendent vers la face antérieure de l'estomac.

Ce fascia péritonéal ne contient pas de ganglions, mais en arrière de lui nous en voyons un deuxième où se trouvent l'artère coronaire stomachique et des ganglions multiples du volume d'un gros pois. Nous lions, puis coupons et rabattons vers le pylore le repli contenant les ganglions et l'artère dans une étendue de 2 centimètres. On applique des pinces sur l'estomac et on sectionne. Fermeture séparant le duodénum d'avec le pancréas. Ligature de la gastro-duodénale section du duodénum. Ligature des 2 artérioles, l'une le long de son bord supérieur, l'autre le long de son bord inférieur.

Implantation du duodénum dans un trou fait à la face postérieure de l'estomac.

Suture de la paroi au crin de Florence.

Examen des pièces (Dʳ CUNÉO).

EXAMEN MACROSCOPIQUE. — La portion réséquée comprend le pylore, la plus grande partie du corps de l'estomac et 1 centimètre et demie de duodénum. L'estomac a été en quelque sorte coupé en biseau, la résection ayant été beaucoup plus large sur la paroi antérieure que sur la paroi postérieure de l'organe, circonstance regrettable, car la section, qui a passé en avant en tissu sain, a intéressé en arrière et en haut un prolongement de néoplasme.

La consistance de la région pylorique est très augmentée. Cette induration se prolonge le long de la petite courbure.

Vu par sa face antérieure, l'estomac présente au niveau du pylore une saillie blanchâtre, des dimensions d'une pièce de 2 francs. Cette saillie dure a une surface finement mamelonnée. Plusieurs plaques analogues mais plus petites se voient près du bord supérieur, au voisinage de l'insertion du petit épiploon.

La face postérieure présente également plusieurs plaques de même aspect groupées près de la petite courbure.

L'estomac est ouvert sur le milieu de sa face postérieure par une section parallèle aux courbures. On aperçoit alors une énorme ulcération annulaire occupant toute la région pylorique d'environ 7 centimètres de diamètre. Son fond peu excavé, assez régulier, est recouvert par un enduit hémorragique. Elle est entourée par un bourrelet saillant, irrégulièrement découpé, taillé à pic du côté de l'ulcération et se continuant insensiblement à la périphérie avec la muqueuse saine.

Du côté du duodénum, l'ulcération s'arrête brusquement au niveau du bourrelet pylorique. Du côté de l'estomac, elle est séparée par une distance de quelques centimètres de la section chirurgicale, du côté de la paroi antérieure.

Elle affleure cette section au niveau de la paroi postérieure.

Ganglions. — De nombreux ganglions sont appendus au fragment d'estomac enlevé. Il en existe 6 dans le petit épiploon. Ils sont groupés autour de la coronaire stomachique qu'ils entourent. Ils occupent la partie gauche de la pièce opératoire.

Il existe également plusieurs autres ganglions placés dans le ligament gastro-colique, au-dessous du pylore.

Cette chaîne de ganglions sous-pyloriques se continue par 2 ou 3 ganglions placés au niveau de la face postérieure du pylore. Tous ces ganglions sont augmentés de volume et extrêmement durs.

EXAMEN HISTOLOGIQUE. — L'examen histologique a démontré qu'il s'agissait d'un épithélioma.

Suites opératoires. — Normales.

SUITES ÉLOIGNÉES. — Le malade est actuellement, 7 mois après l'opération, en pleine récidive avec complications cancéreuses hépatiques (communication écrite du Dr Archavski).

CONCLUSIONS

I. Les résultats de la pylorectomie sont supérieurs à ceux de la gastro-entérostomie au point de vue de :

1° La survie moyenne.

a) Dans la gastro-entérostomie elle est de 7 mois environ.

b) Dans la gastrectomie, Dreydorf donne comme survie moyenne 11 mois et 4 jours ; Mickulicz, 16 mois et un quart ; Krönlein, 1 an et 5 mois ; dans nos 22 observations, nous avons obtenu une survie moyenne de plus de 17 mois, chiffre moyen qui s'élèvera certainement avec le temps, un certain nombre de nos malades étant actuellement vivants et leur prolongation d'existence devant par là même augmenter nos moyennes de survies.

2° L'amélioration post-opératoire immédiate.

II. Connaissant aujourd'hui, grâce aux travaux de M. Cunéo, le mode d'extension, on pourra, par des opérations précoces, arriver à des cures radicales.

Dès aujourd'hui, tout nous fait penser que diagnostiqué de bonne heure et opéré immédiatement, le cancer de l'estomac est un des cancers les plus curables, plus certainement que celui de la langue et que celui de l'utérus, car son évolution est plus lente.

III. Tout cancer de l'estomac doit être opéré dès qu'il est diagnostiqué, à moins que l'état général du malade, ou l'extension trop grande de la lésion, ne constituent une contre-indication à l'intervention.

BIBLIOGRAPHIE

Broquet (Charles). *Contribution à l'étude du Cancer de l'Estomac, Résultats de 52 opérations (pylorectomies) pour cancer de l'estomac faites par M. le Professeur Kocher.* Thèse Berne, 1900.

Cunéo (Bernard). *De l'envahissement du système lymphatique dans le cancer de l'estomac et de ses conséquences chirurgicales.* Thèse Paris, 1900.

Guillot (Maurice). *Traitement chirurgical du cancer du pylore.* Thèse Paris, 1901.

Guinard (Urbain). *La cure chirurgicale du cancer de l'estomac.* Thèse Paris, 1897-1898.

Hartmann (H.). Communications diverses in *Bull. de la Soc. de chirurgie,* 1898, 1899, 1900, 1901.
    Chirurgie gastro-intestinale. Paris, Steinheil, 1901.
    Chirurgie de l'estomac in *Traité de chirurgie,* 2ᵉ édit., 1898, t. VI.

Id. et **Cunéo.** Technique de la pylorectomie. *Presse médicale,* 31 mars 1900.

Id. et **Soupault.** Résultats éloignés de la gastro-entérostomie. *Revue de chirurgie,* 1898, p. 137 et 330.

Id. et **Terrier.** Voir TERRIER.

Mahnut. *De l'état des fonctions gastriques après la gastro-entéro-anastomose pour sténose du pylore.* Thèse Lyon, 1895-96, nº 1126.

Terrier et Hartmann. *Chirurgie de l'estomac.* Paris, Steinheil, 1899.

Thiers. *Des résultats fonctionnels éloignés de la pylorectomie dans les sténoses cancéreuses.* Thèse Paris, 1897-98.

Saint-Brieuc. — Typographie F. Guyon, rue Saint-Gilles (1335-6-1).

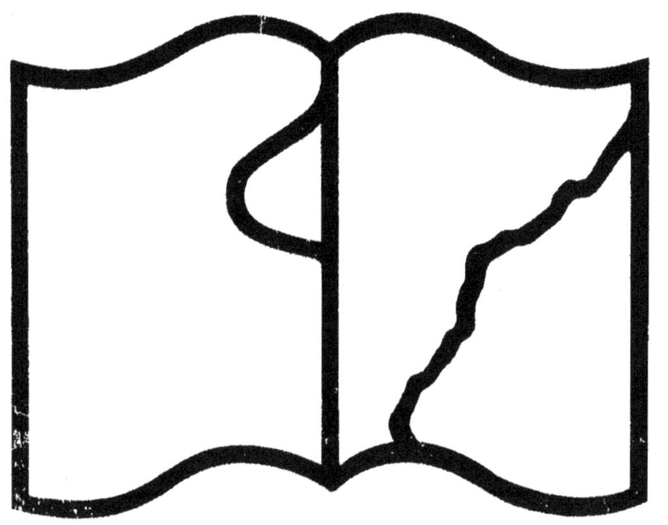

Texte détérioré — reliure défectueuse

NF Z 43-120-11

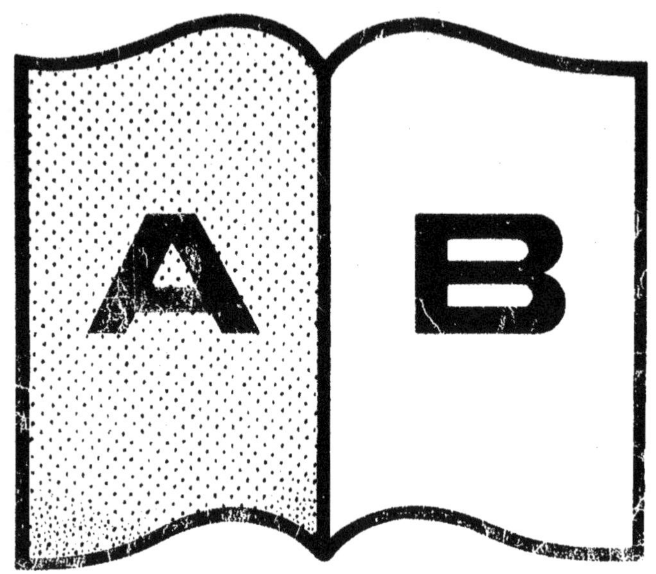

Contraste insuffisant

NF Z 43-120-14